発達障害の人のための上手に「人付き合い」ができるようになる本

発達障害カウンセラー
吉濱 ツトム
YOSHIHAMA TSUTOMU

実務教育出版

はじめに

泣き方や周囲に対する反応がおかしかった3歳の僕は、当時、知的障害傾向、あるいは神経症と医師に告げられました。両親は、周りの目を恐れて、僕を幼稚園の普通学級に入学させました。

毎日のようにほかの子どもにイジメられ、部屋の隅で一日中泣き叫んでいた僕を見て、幼稚園の先生は特別支援学級をすすめてくれましたが、両親は、小学校も普通学級に入れることにこだわりました。しかし、両親は当時では珍しい障害児に対応する塾に通わせてくれ、学年が上がるにつれ、症状は大幅に改善していきました。

そんな小学校4年のある日、僕はバスにはね飛ばされました。頭を4回打ちつけられたこと、体中がものすごく痛かったことを今でもハッキリ覚えています。

そして驚くべきことが起きたのです。数日間入院をして帰ってきた僕は、別人になっていました。これまで満足な会話をすることもできず、暴れていた僕は、きちんとランドセルを背負い、「おはよう」と挨拶をする「普通の子」に変身していたのです。担当した医師は、「事故で頭を強打したことにより、知的障害が軽減したきわめて希《まれ》なケース」と説明したそうですが、当時の僕は知るよしもありません。

知的障害がなくなった僕は、その代わり、日本人には一番数が少ないと言われる積極奇異型アスペルガー、しかも「ど」がつくほどの「ドアスペ」になっていました。

だから僕は、知的障害の人の、自分ではどうにもならない感情の暗闇、苦しみ、恐怖がどういうものなのかを実感として知っています。アスペルガー症候群の人の、どうしても集団で浮いてしまう違和感、自分がコントロールできない焦燥感、自殺したくなるほどの絶望感も経験してきました。僕が今、発達障害カウンセラーとして糊口《ここう》をしのぐことができているのは、この忌まわしいけれど貴重な経験が、同じ悩みを持つ人に役立つことがあるからだと自負しています。

僕たちは、自分の行動を把握することや、人とのコミュニケーション、これから起こるであろうことを予期するのが苦手です。この特性は、改善できても根治することはできないので、たとえばカウンセラーにアドバイスをもらう、良質な書籍を読み込むなどして外部知識を増やしていき、自分なりの「外付けハードディスク」を作って、人生に応用するよりほかに、人と円滑な関係を築いて生きていくことができません。

本書では、生きづらさで悩んでいる人、仕事の場面でつまずいてしまう人、そして、人とのコミュニケーションがどうしてもうまくいかない多くの方々が、もっとも悩んでいたことについて解説し、場面それぞれの対処例を示しています。

この本が、僕と同じように、人間関係がうまくいかずに苦悩してきたみなさんの手助けとなることを願って。

吉濱ツトム

この本について

・本書で解説している発達障害とは、知的障害を伴わない、高次脳機能障害を指します。
・診断がつかない程度の、軽度の発達障害の呼称は「グレーゾーン」としています。
・現在、アスペルガー症候群という呼び名は使われていませんが、症状を説明したり、それぞれの障害の特性を紹介するときには、分かりやすさを重視し、従来通りの呼称を使用しています。
・定型発達とは、成長や発達が定型（平均的）という意味で、「発達障害ではない人」を示す言葉として用いています。

Contents 発達障害の人のための 上手に「人付き合い」ができるようになる本

Part 3 学校・職場でのコミュニケーション

Part 1

発達障害の人の感じ方、考え方はこんなに違う

人付き合いをする上で、
発達障害の人が最初につまづき、
悩んでしまうシーンをとりあげました。

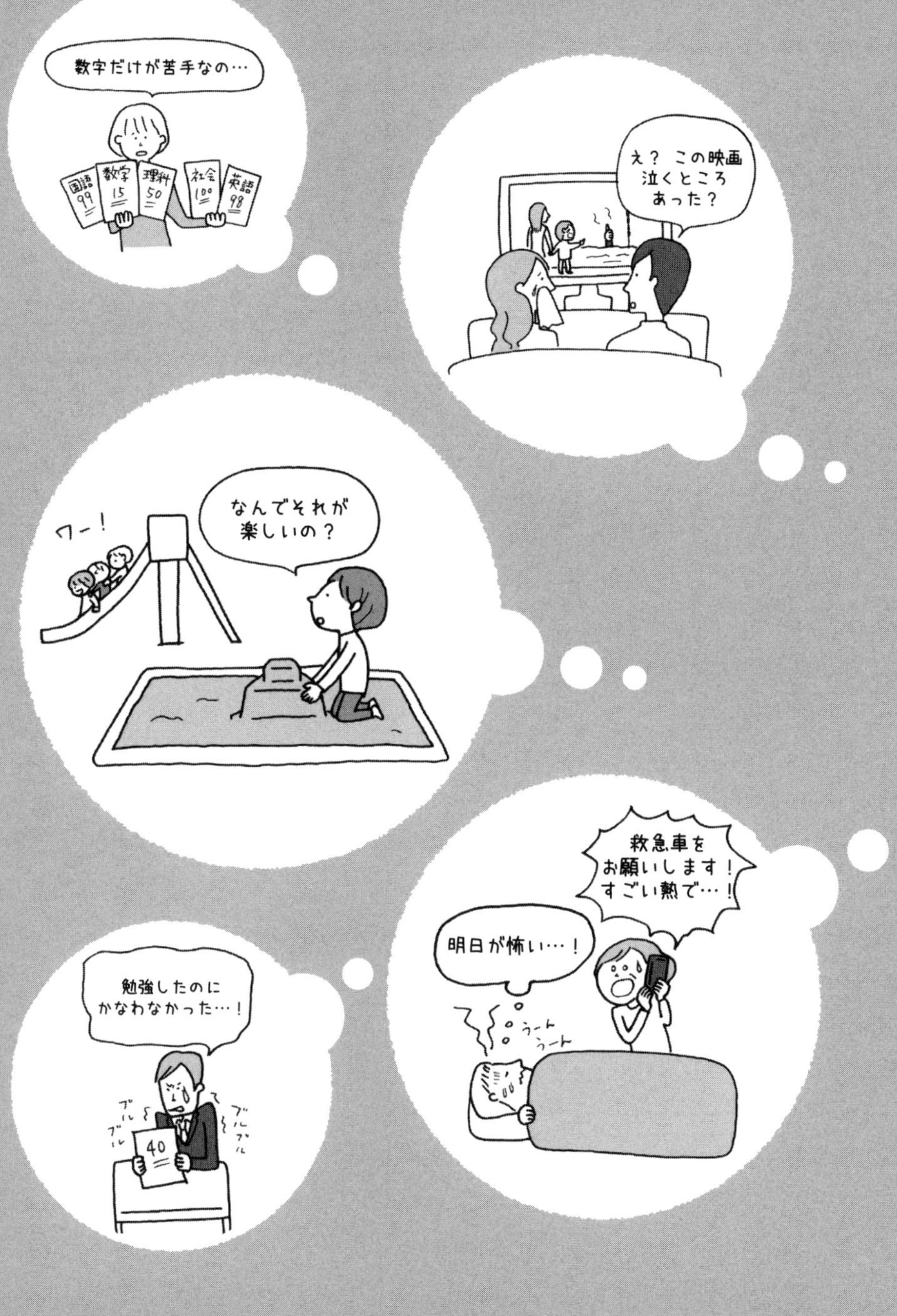
数字だけが苦手なの…
国語 99
数学 15
理科 50
社会 100
英語 98
え？ この映画
泣くところ
あった？
ワー！
なんでそれが
楽しいの？
救急車を
お願いします！
すごい熱で…！
明日が怖い…！
うーん
うーん
勉強したのに
かなわなかった…！
ブル
ブル
ブルブル
40

Part 1

1

なんか人とは違う

子どものころから浮いた存在だと感じていた

定型発達の人の場合

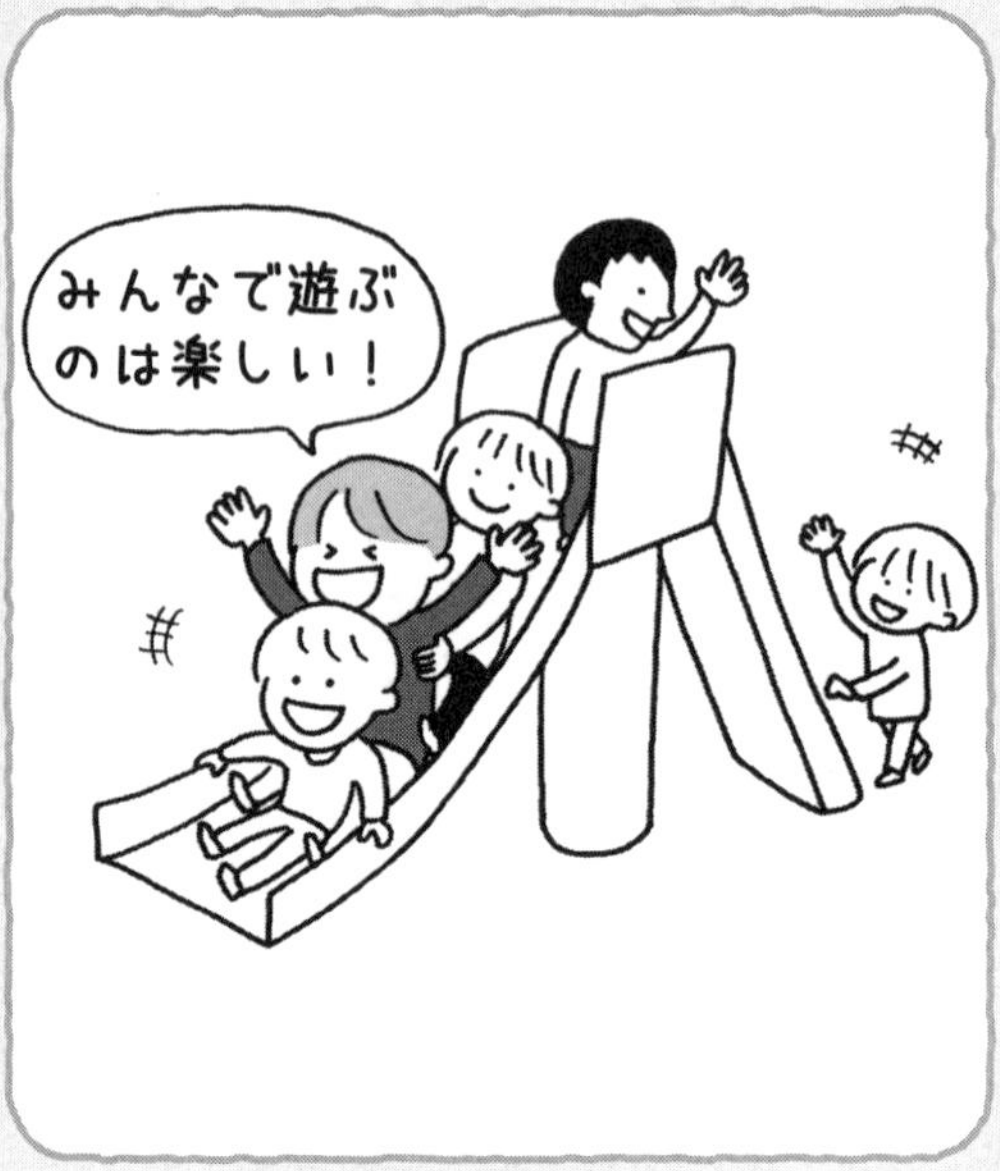
みんなで遊ぶのは楽しい！

発達障害の人の場合

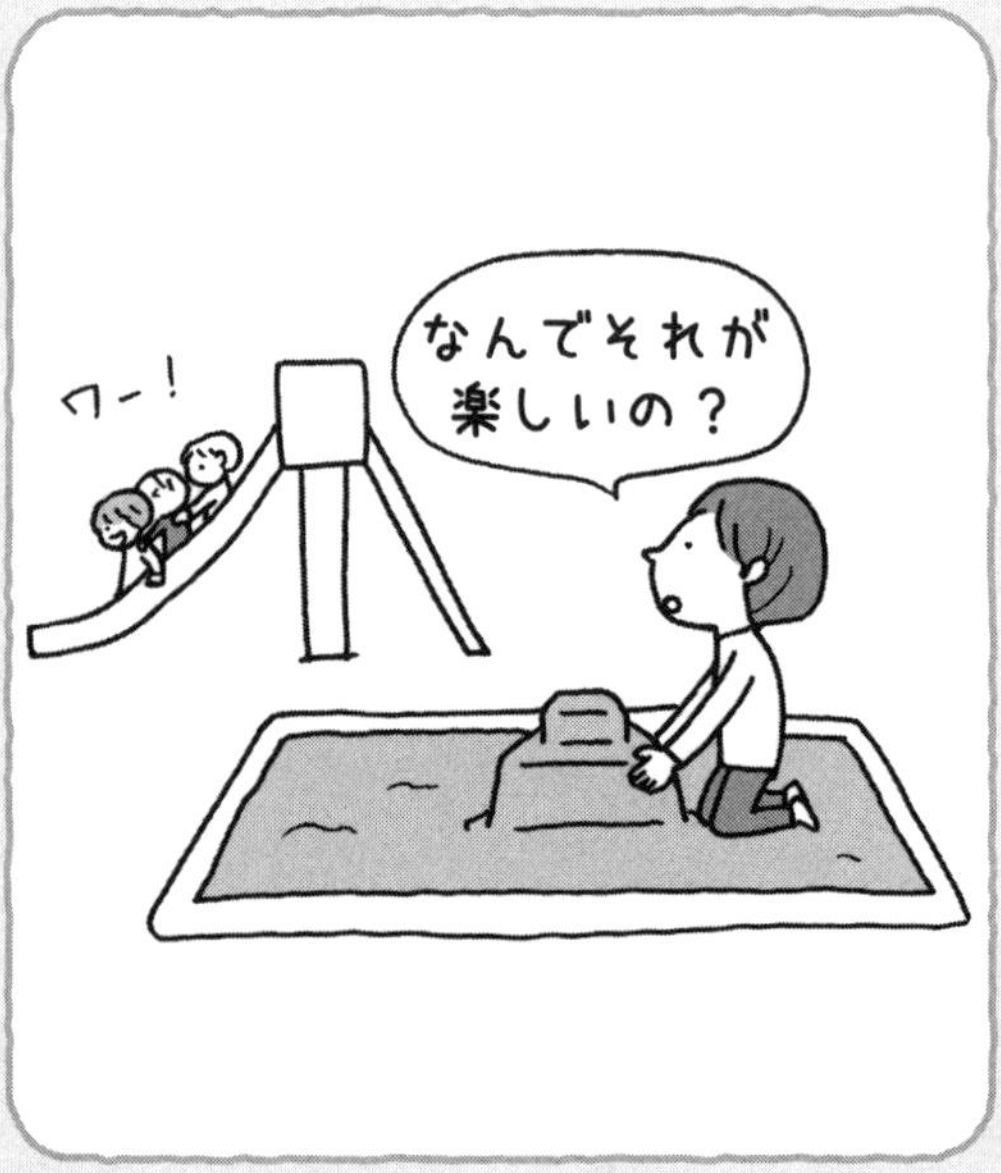
なんでそれが楽しいの？
ワー！

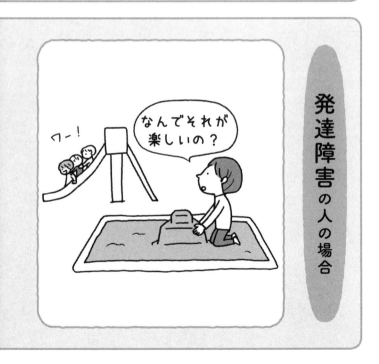

人は集団で生活をする動物です。ほかの人とのコミュニケーションを求める性質は、生まれたときから備わっている本能ともいえます。2歳過ぎになると、公園や外出先で出会うお友達と遊びたがるようになり、集団生活の基礎を学んでいきます。

5歳を過ぎて、小学校に入学するころには、悲しみ、喜びなどの感情を相手の表情から読み取ることができるようになるでしょう。悲しい顔をした友達をなぐさめてあげる、楽しいことがあったらいっしょに喜ぶ、という感情が育ちます。

ケンカをしてしまっても、自分が悪いということを認めて謝ることもできます。このようにコミュニケーション能力が成長に合わせて順調に発達していくのが、定型発達の人の特徴といえます。

発達障害の人は、子ども時代から「みんなが熱中することに興味を持てない」「自分だけしょっちゅう怒られる」「自分が興味を持っていることが理解されない」「なぜ他人のペースについていけないんだろう」など、なんとなく違和感を感じていることが多いようです。

その違和感は、小学校3年生ぐらいになってくると明確に自覚するようになり、中学生ごろには集団になじめないことをはっきり自覚し、ときには友達ができないことも。いじめにあうこともあります。

集団の中で浮かないように、自分を殺して周りに合わせようとする人も多いのですが、生活自体がストレスの高いものになり、ときには心身が疲れきって、うつなどの病気になることもあります。

「生きているだけでストレス」状態から抜け出すために

症状をやわらげるためには

発達障害の人にとって、社会生活を送るということ自体が負荷の高い行動であるということをまず、認識しなくてはいけません。人と会うことや仕事をすること、さらに電車に乗ったり電話をするだけでも、常に社運をかけた接待をしているような緊張感、ストレスを感じています。「生きているだけでストレス」状態にあるといっても過言ではないほど、つねに過度のストレスを抱えているのです。

自分のストレスを認識しないままでいる人は、あちこちで小爆発を起こします。ささいなことで怒鳴ってしまったり、なんにでもイライラして人に八つ当たりしてしまったり……。これでは、人間関係が悪化してしまうのも当たり前です。

残念ながら、発達障害の症状をまるっきりなくすことはできませんが、周囲とのコミユニケーションに支障が出ないように軽減することはできます。まずは、自分が「ちょっと好きなこと・もの」から、「とても好きなこと・もの」まで、50～100個ほどの「好きなこと・もの」をリストアップします。動物好きだったら「犬の写真を見る」「ライオンの画像を検索する」など、ささいなことでいいのです。これをスマホのメモ帳に入れておいたり、紙に書いてパウチしたものを持っておいて、ストレスを感じたなと思ったら、それを眺めて、そのときにできることを実行します。

ストレスを抱えて家に帰ってきたときも同様に行います。お風呂好きであれば、帰宅後、すぐにお風呂に入って気分転換をしましょう。外出から家に帰ると緊張状態から開放されるので、家族にイライラをぶつけることも多いのが発達障害の特徴ですが、このストレスマネジメント方法を実行すると、家庭不和も緩和されます。もちろん、ストレスを感じやすい定型発達の人にも抜群に効き目があります。

ストレスを認識して、それを解消する成功体験が積み上げられてくると、だんだん、自分はどういうときにストレスを感じるのかが分かってきます。それを繰り返して自らを知ることが、社会への違和感を減らし、コミュニケーションを円滑にする大きな助けとなるのです。

Part 1

2

劣等感と優越感

なぜ自分だけうまくできないんだろう

定型発達の人の場合

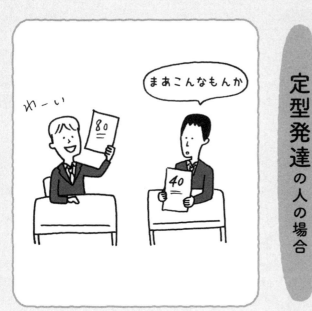

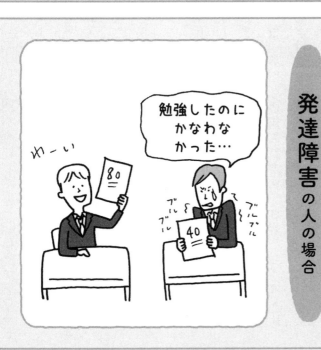

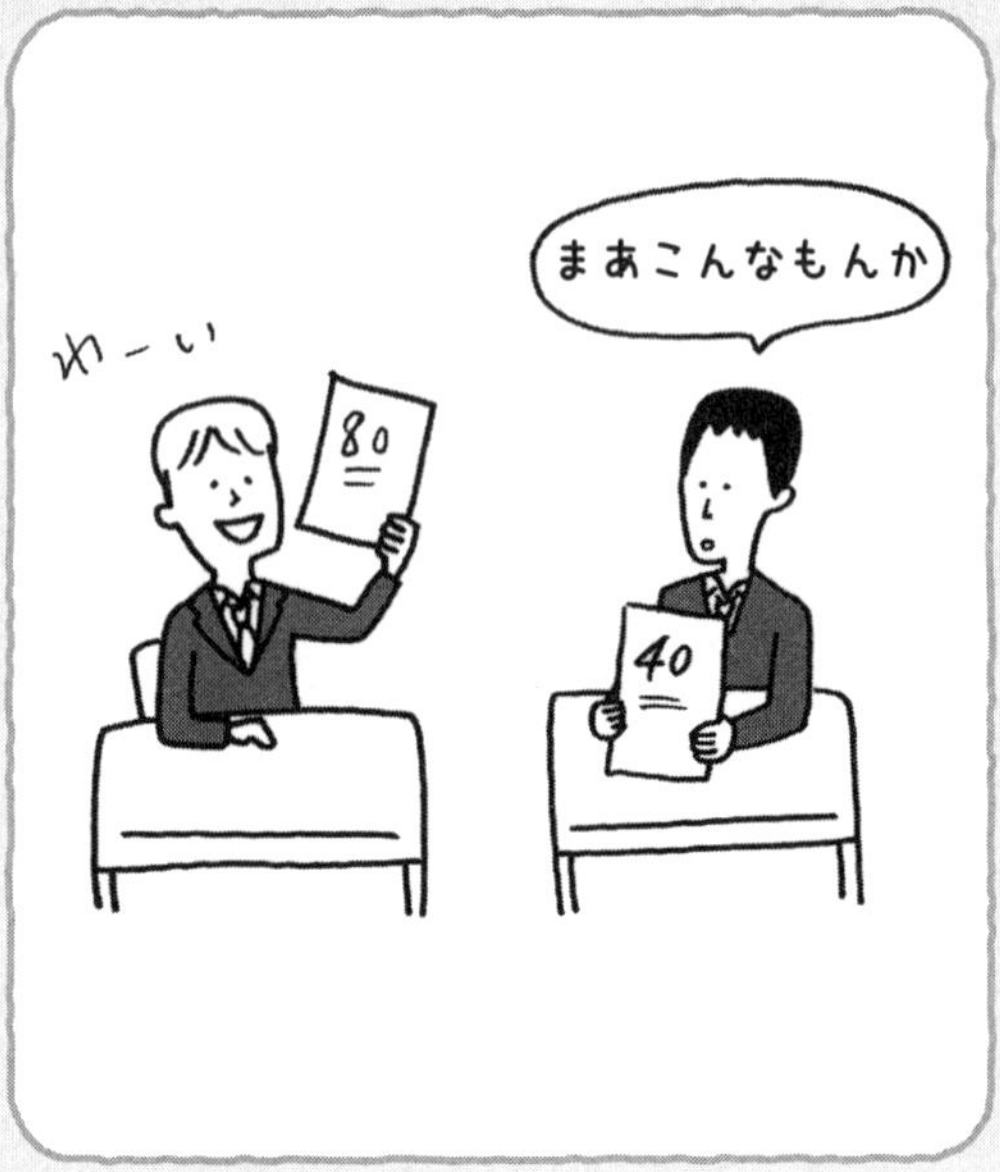
まあこんなもんか
わーい
80
40

発達障害の人の場合

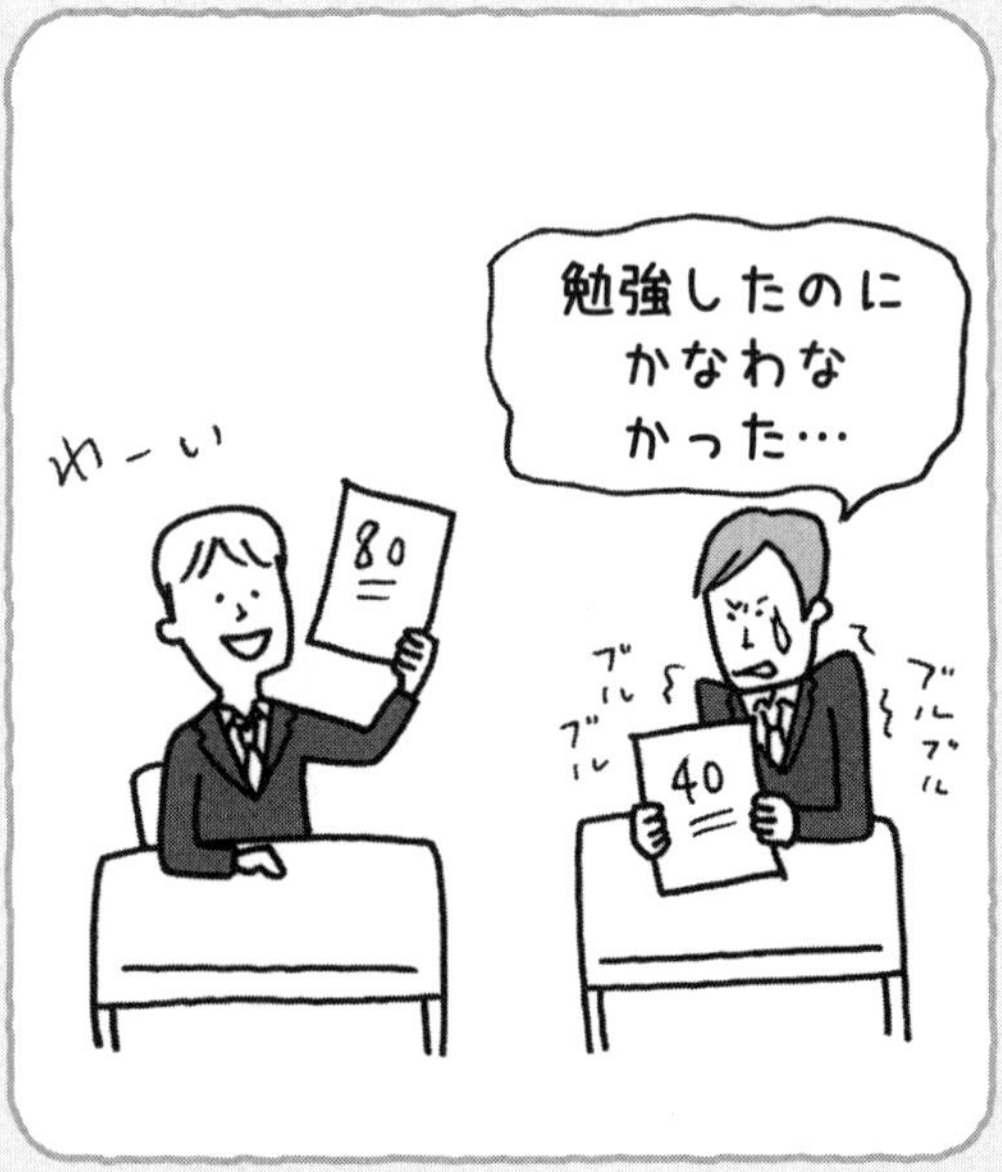
勉強したのに
かなわな
かった…
わーい
80
40
ブルブル
ブルブル

程度の差は人によりさまざまですが、多かれ少なかれ、人は必ず劣等感と優越感を感じながら生きています。

この劣等感と優越感は、実は同じものです。比較対象に対して下から見上げると劣等感を感じ、上から見下すと優越感を感じます。どちらも同じく自分に自信がなく、自己肯定感の低い状態だといえます。

たとえ定型発達の人であったとしても、勉強や仕事のできる人と自分を比較して劣っている自分を見つけ、自己嫌悪になってしまうことはよくあります。

どんな人でも、生きていく上で避けられないのが劣等感・優越感ですが、定型発達の人の場合、心身にさほど影響を及ぼしません。

発達障害の人は、幼いころから集団になじめなくて疎外感を感じていたり、失敗を繰り返して怒られ、劣等感・優越感を深くしている傾向があります。失敗体験が定型発達の人よりも多いため、自分に自信が持てず、過剰に人の上に立とうとしてしまったり、うつ症状が出るぐらい劣等感に苛《さいな》まれてしまうことがあります。一度経験した恥ずかしい体験を何十年経《た》ってもリアルに再体験してしまい、「やっぱり自分はダメ人間だ」と劣等感を深くすることも。

自分の能力や環境を必要以上にひけらかし、優位に立ちたがる過剰な優越感も、実は劣等感の裏返し。どちらも、自分に自信が持てないことから発生する心の動きで、発達障害を持つ人には比較的多く見られます。

劣等感と優越感は、表裏一体の心理状態

症状をやわらげるためには

劣等感・優越感が強すぎる人に共通して見られるのが、自分が周囲に悟られるほどの極端な思考に陥っているという自覚があまりないことです。これは、発達障害の人に特有の傾向であり、他者の目で自分を客観視する「メタ認知」という機能が弱いことにも起因しています。

自分の中に大きな劣等感・優越感があってそれに気づかない場合、対人関係が悪化して友人の怒りを買ってしまったり、最悪の場合、仕事に支障をきたし、会社を辞めざるをえない状況になってしまうこともあります。

人間は知らないことに対して恐怖心が湧《わ》く脳構造を持っています。メタ認知が弱いということは、自分自身の心の動きが分からない、つまり自分を知ることができずに、や

みくもに恐怖を感じてしまい、それが劣等感・優越感になっているのです。「どうせ自分なんか」といつもクヨクヨしていたり、「自分の方がすごいのに」と他人より勝っていることを常に考えてしまう傾向があれば、劣等感・優越感が過剰になっている可能性があります。

僕のセッションを受けに来た人の中にも、劣等感の強すぎる男性がいました。その人は、20年前にみんなの前で部長に怒られたときのことを、未だに鮮明に覚えていて、1ヶ月に1回は当時の恥ずかしさ、屈辱、悔しさを思い返すのだそうです。そのたびに当時の部長に反論したくなり、電話してしまいそうな衝動を覚えると聞いて、まずはその劣等感に気づいてもらうことからはじめました。

過去の経験は、現在は体験できないことであり、「幻想」にすぎません。彼は、その幻想にすぎない過去をひたすら想像し続け、頭の中で実体化させているだけなのです。その不毛さに気づいてもらい、過去とは違い、現在は経験も知識も得て成長していることを、彼の仕事の成果などを提示して論理的に理解してもらいました。3ヶ月もすると、彼は自分でも過去だけにとらわれていたことを理解でき、現在では屈辱の過去はほとんど思い出さなくなっています。

Part 1

3

見た目の雰囲気

怒ってないのに「怒ってる？」とよく聞かれる

定型発達の人の場合

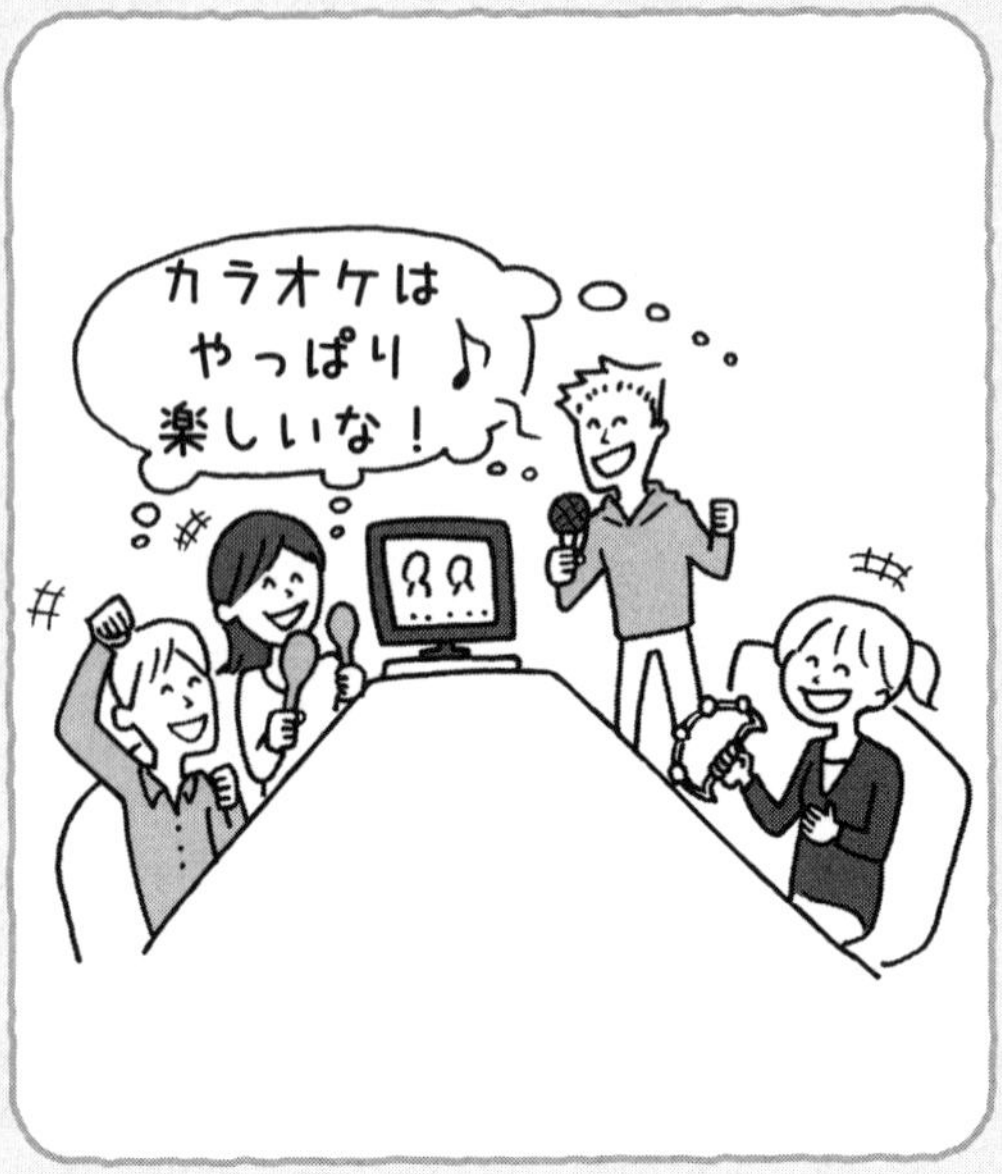
カラオケはやっぱり楽しいな！♪

発達障害の人の場合

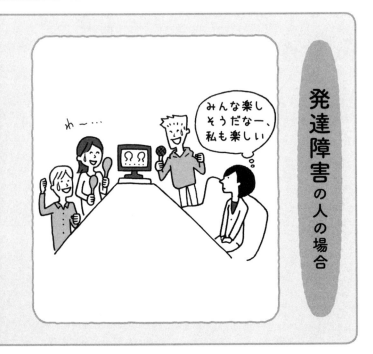

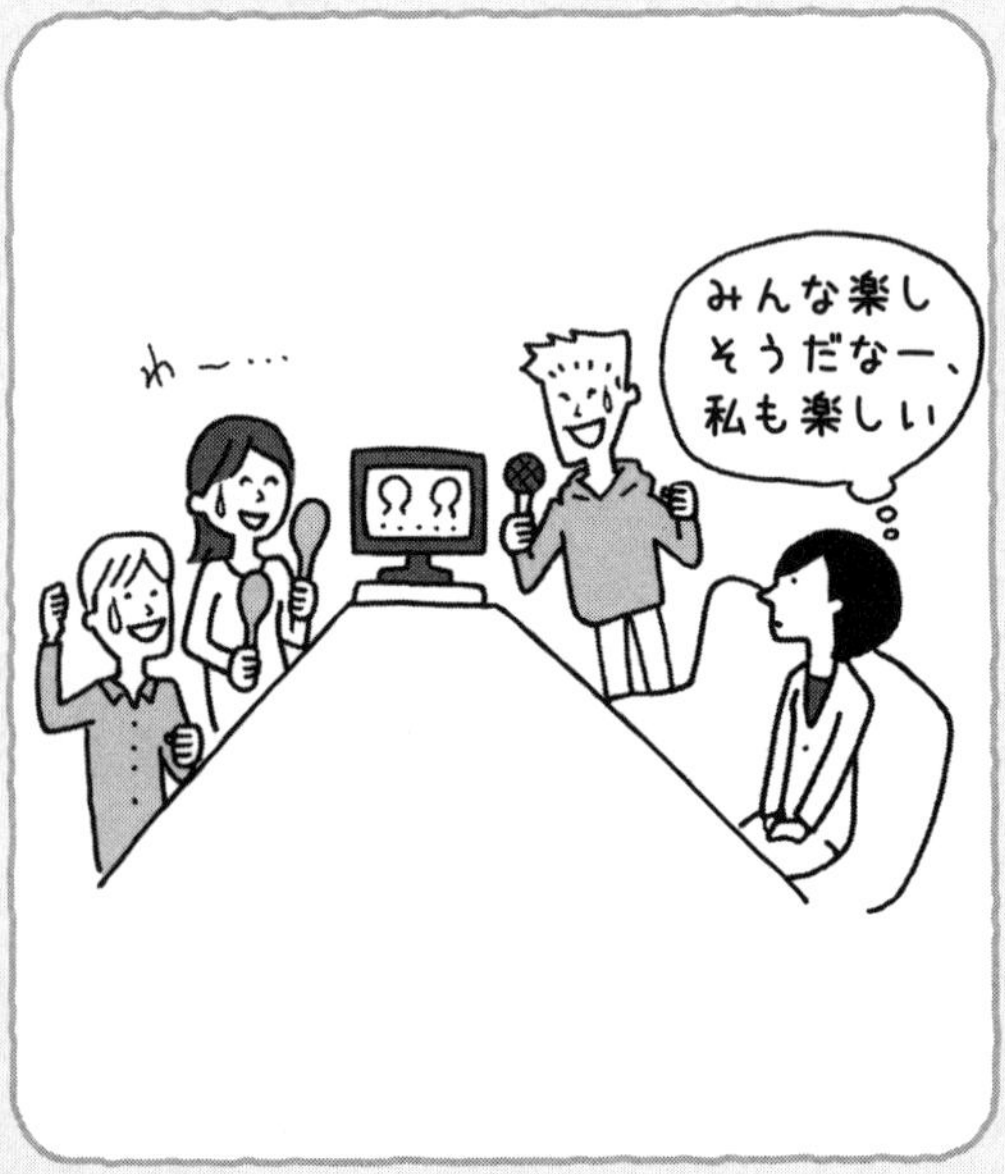
わ〜…
みんな楽しそうだなー、私も楽しい

楽しいときには笑顔、悲しいときには悲しい顔に自然になるのは当然のこと。定型発達の人は、TPOで表情を細かく使い分けることも苦ではありません。人間は言語以外に、表情などを通したコミュニケーション（ノンバーバルコミュニケーション）を発達させてきました。見た目、身だしなみ、表情などの視覚情報と声の速さ、大きさなどの聴覚情報だけで、話し手の90%以上の印象が決まるという研究もあります。無意識のうちに、表情から相手の気持ちを読み取り、喜びや怒りを共有することができるのです。

また、怒り、恐れ、喜び、驚き、悲しみ、嫌悪という感情を表す表情は、人間に先天的に備わっているとされ、世界共通の表現だと多くの心理学者は考えています。

発達障害の人は、たくさんの人との談笑や、1対1の会合などのコミュニケーションが比較的得意でないことが多く、症状として無表情になるというクセを持っています。また、自分を客観視するメタ認知機能が低いという特徴もあります。そのため、自分に話題を振られていないときなどに、無意識に能面のような無表情になっていることがあります。

賑《にぎ》やかなパーティーの場などで、怖いほど無表情な人がいれば、気になってしまうのは当たり前。周囲が気遣いながら声をかけても、本人はメタ認知が低いため、自分の無表情が原因で雰囲気を壊しているとは毛頭気づかないという、ちぐはぐな状況が発生してしまいます。

笑顔を習慣にするためにアンカリングを習得しよう

症状をやわらげるためには

人とうまく付き合えないという悩みを抱えて、僕のところに相談に来た女性がいました。真っ先に目についたのが、人目を引くような美形と、その氷のような無表情ぶりでした。「原因はこれだと思う」と、彼女の無表情をマネして見せると、「ええ!!」と本当に驚いていました。

彼女にはアスペルガー症候群の症状があったのですが、傾向としてアスペルガーの人は男女とも美形率が高く、そしてメタ認知の弱さから、自分が今、どんな表情をしているのかまったく意識にも上らないという人が本当に多いのです。

その女性は、無表情なだけで人の話は真剣に聞いているし、しゃべれば人当たりもよいのですが、ただ、どこまでも無表情が怖すぎるせいか、学生時代はいじめられてしまうこともあったといいます。

彼女は頻繁に「怒ってる？」「つまらないの？」「機嫌悪いの？」と聞かれていました。このワードを人から聞かれることがあったら、一度、自分を振り返ってみましょう。

彼女には、無表情になっていることを理解してもらい、笑顔を習慣にするためのアンカリングを教えました。

アンカリングとは目印のことで、たとえば女性だったら笑顔マークのついたアクセサリーをつけ、それを見たら笑顔をつくるという合図にしておきます。少しずつ、でも毎日練習を続けてクセをつけなくてはいけません。どうしても忘れてしまいがちになるので、スマホのリマインダーを使ってもいいでしょう。

お辞儀の仕方や営業スマイル、言葉遣いなどを仕事上で習うように、定型発達の人でも、会社などの集団に属して生きるのであれば、苦手であったとしても集団のセオリーを体得する方が、人生には有益といえます。

件《くだん》の女性ですが、自分の無表情の写メを見せられてさらにショックを受け、このままではいけないと、アンカリングをするまでもなく、みるみる表情が豊かに変わっていきました。

Part 1

4

好奇心

興味がないことにまったく関心を持てないんです

定型発達の人の場合

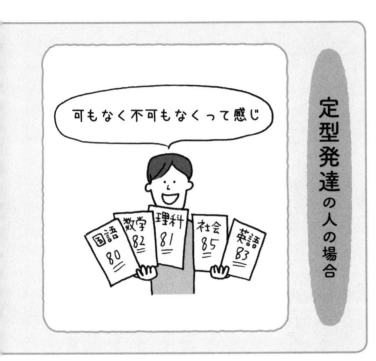

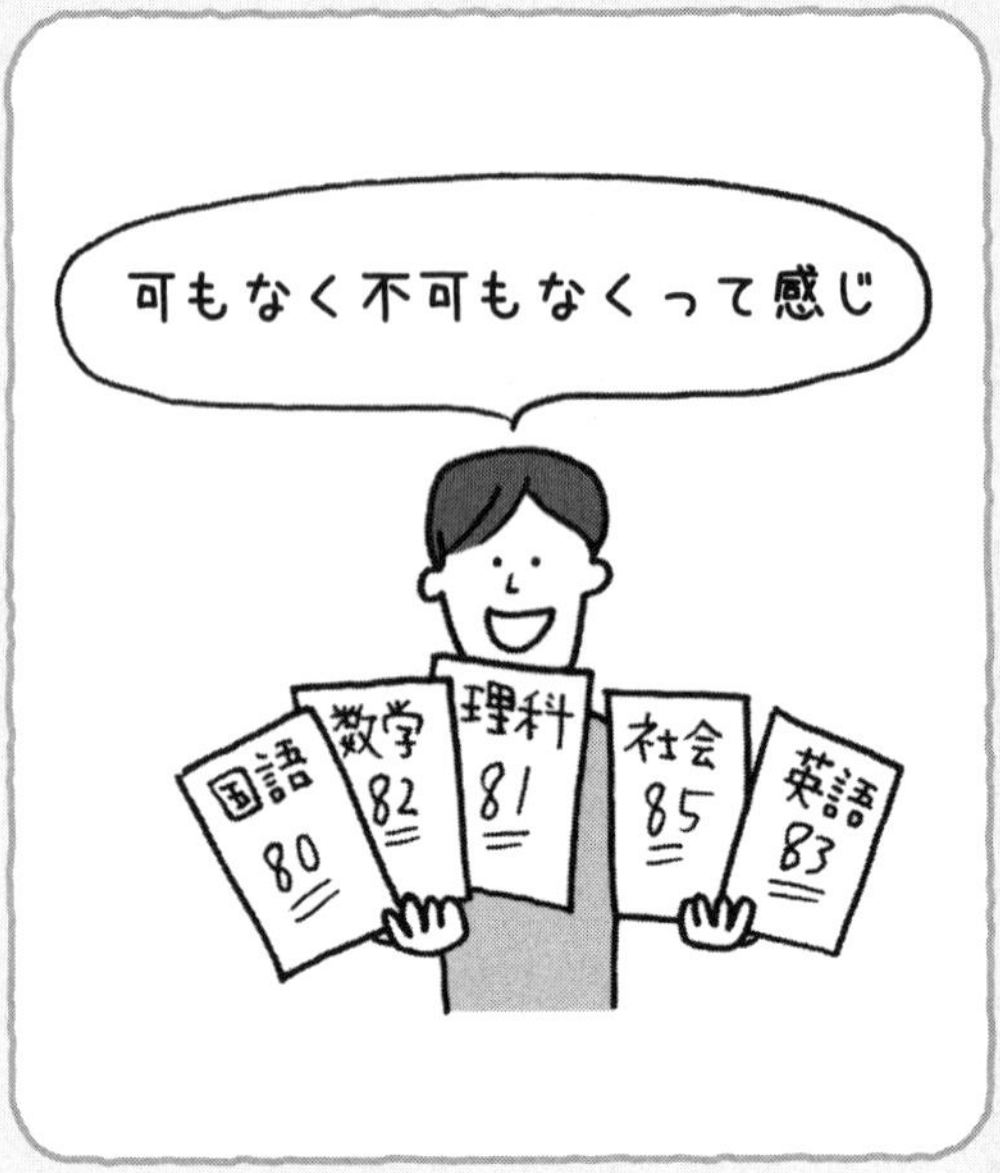
可もなく不可もなくって感じ
国語 80
数学 82
理科 81
社会 85
英語 83

発達障害の人の場合

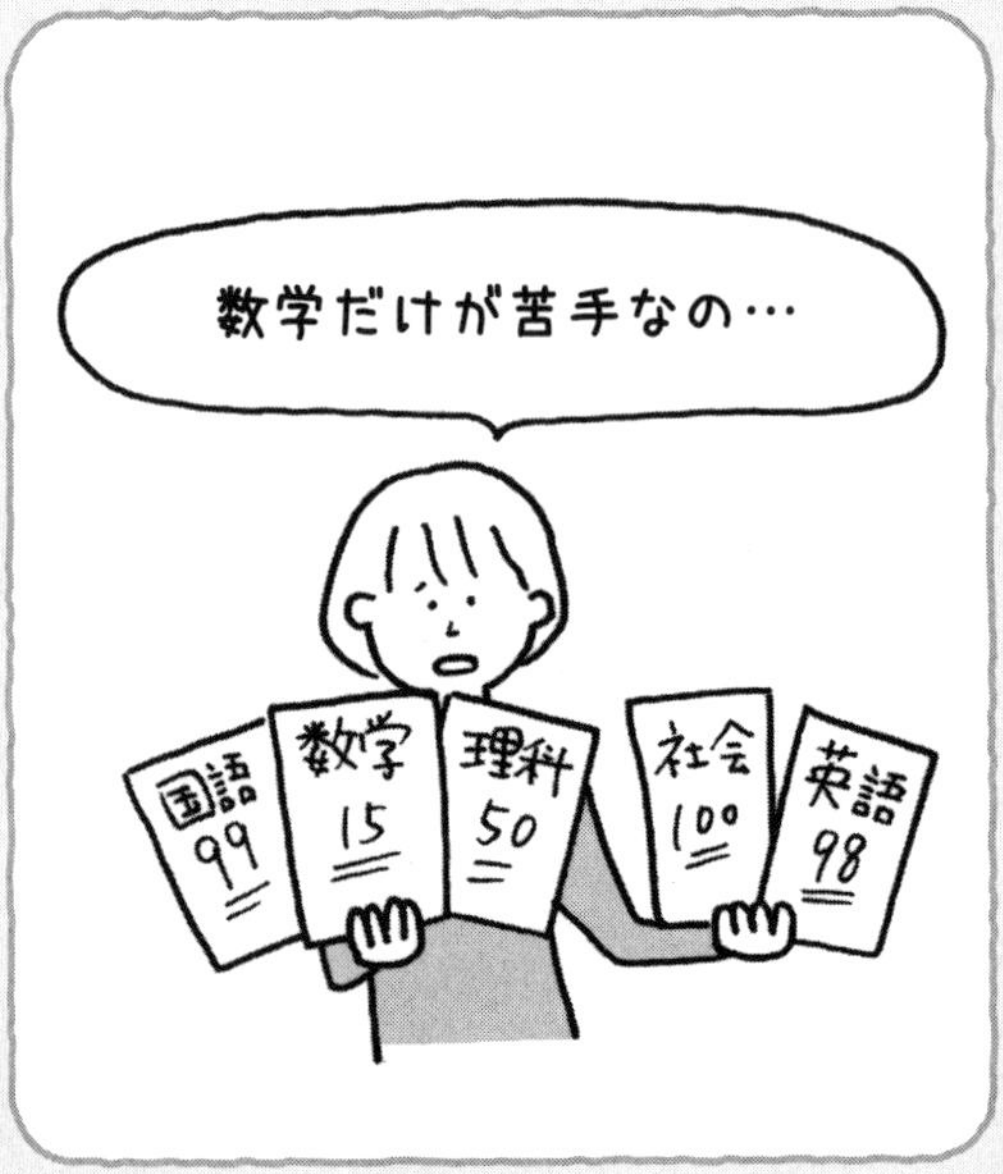
数学だけが苦手なの…
国語 99
数学 15
理科 50
社会 100
英語 98

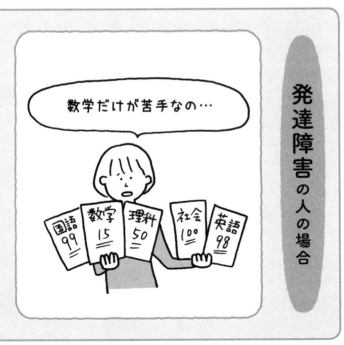

学生時代には、国語、数学、英語などの教科は、まんべんなく平均点以上がとれる。仕事も人間関係に気を使いながらそつなく業務がこなせる。時々ケンカはするけれど、家族関係もおおむね良好。これが、定型発達の人の普通の成長、生活といえます。

もちろん国語が好き、数学が苦手という個性はそれぞれありますが、勉強だから仕方ないという考えを持って、平等に学習することができます。

仕事も同様に、苦手な上司がいたとしても、波風を立てることなく、上手に上司を立てることができます。ただし、定型発達の人といえども、ストレスを過剰に感じる状況に追い込まれてしまった場合は、仕事の処理能力が下がったり、病気を引き起こすこともあります。

英語はいつも満点に近く、ものすごく得意だけれども、数学は赤点スレスレで、塾に通っても全然点数が上がらない。好きなアーティストの曲を繰り返し聴き続け、人の気持ちを考えずに熱く語ってしまう。または、電車の時刻表を覚えることなど、趣味だけに情熱を傾け、それ以外の勉強や仕事にはやる気を発揮できない。このように、あまりにも興味が限局される傾向があるのが発達障害の人です。

世間一般の常識などに興味が持てない人の場合は、服装にも無頓着《むとんちゃく》になり、会社などでコミュニケーション不全を引き起こすこともあります。しかし、興味のあるものについては驚異的な集中を見せ、他の人にはマネできない天才的な才能を発揮することがあります。

すべてに興味を持つ必要なんてありません

症状をやわらげるためには

人が生活していく上で避けて通れないのが他人とのコミュニケーションですが、興味の限局がいちじるしい発達障害の人の場合、人との対話や付き合いにまったく興味が持てず、おろそかにする傾向があります。学生時代は、「ちょっと変わった人」ですんだことも、社会に出て働くようになると、コミュニケーションに支障が出てしまい、人間関係のトラブルを起こしてしまうことも。

興味が物や空想に向けられてしまうことも多く、ＩＱが高くて才能はあるのに、それを活《い》かせないという状態に陥ることもあります。

この状態になんとなく気づいている発達障害の人の場合、人とのコミュニケーションや、他の人がそつなくこなせる仕事などに興味が持てない自分を責めてしまうことがあります。「すべてのことをしっかりやらなければ」と思い込み、プレッシャーを強く感じて、ストレス性の疾患を発症してしまう人もいます。

ここで言いたいのは、すべてにまんべんなく興味を持てるようにする必要はまったくないということです。周囲のこと、社会の事象すべてに興味を持つのは、定型発達の人にも無理だということです。

この場合の解決方法としては、自分にとって重要だけれども興味の持てないことのいくつかだけを、興味を持つように訓練することが挙げられます。人とのコミュニケーションが苦手という場合なら、「挨拶をする」「話している間に笑顔を5回つくる」「ありがとうを必ず言う」などのノルマを設定します。

そして、時刻表を見るのが好きな人であれば、「この3つのノルマをこなせば時刻表を見られる」とノルマ達成の報酬を自分で定めます。こうして、自分にとって大切な趣味や興味を報酬として練習をすれば、3ヶ月から半年ほどでノルマを身につけることができます。

さらに、報酬だけではうまく身につかないという場合は、自分以外の家族や友達にお願いをして、「ノルマをこなせなかったらお金を払う」「ノルマを達成できたらそのお金を返してもらう」という報酬と罰則の設定をするといいでしょう。

Part 1

5

落ち着かない

体を動かしていると安心します

定型発達の人の場合

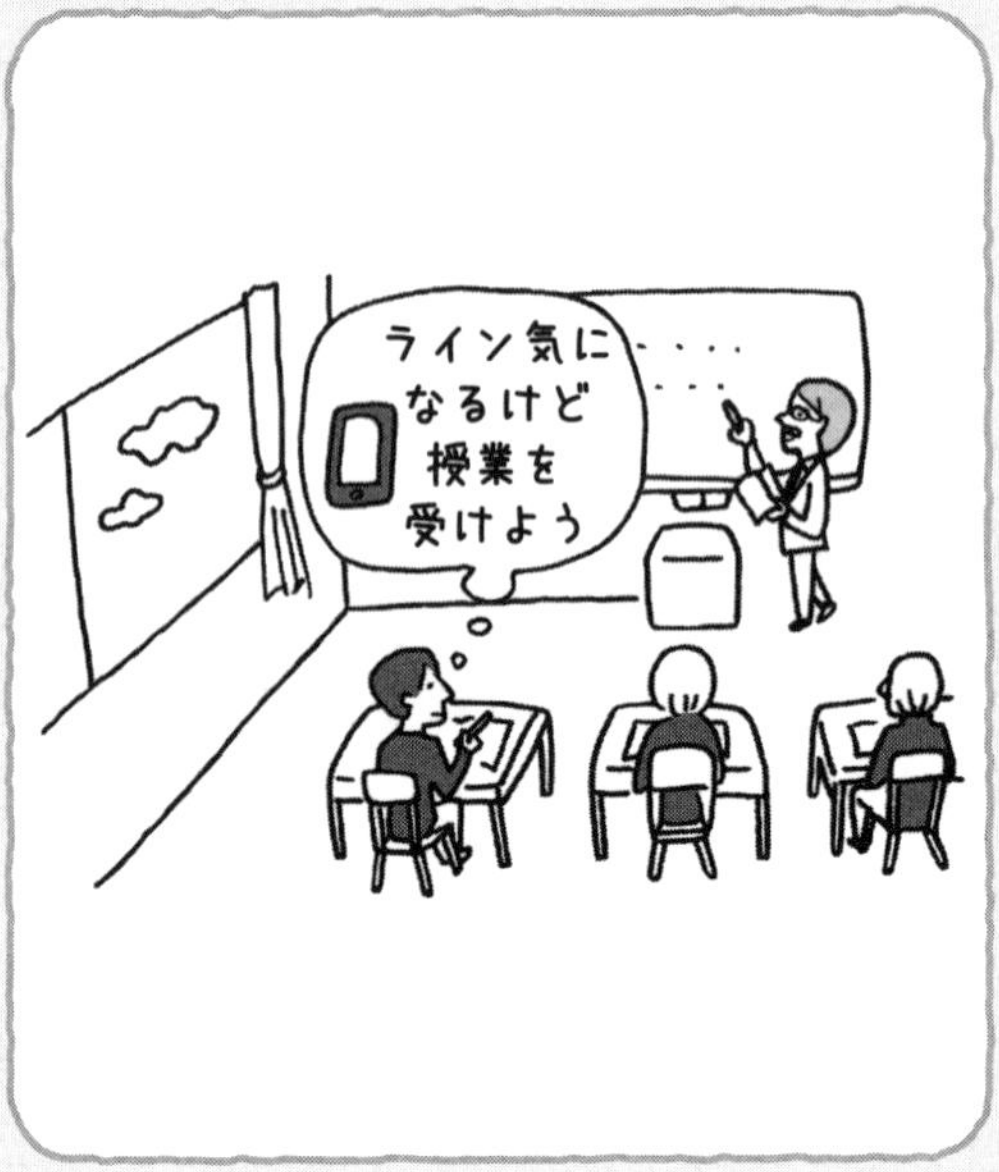
ライン気になるけど授業を受けよう

発達障害の人の場合

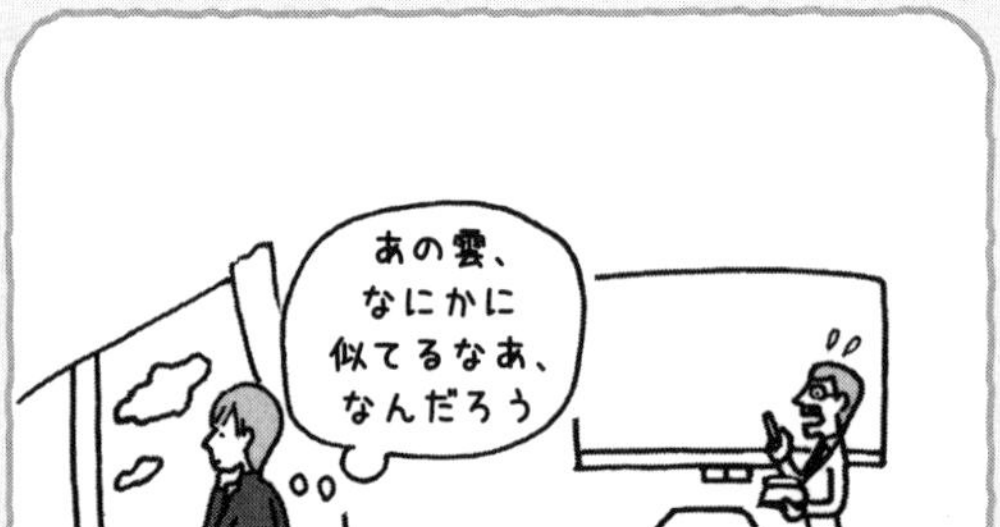
あの雲、なにかに似てるなあ、なんだろう

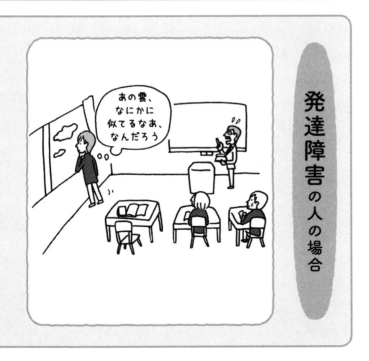

授業がつまらなかったとしても、「テストが近いからチャイムが鳴るまでは我慢して受けよう」と、興味のないことも我慢できたり、やる気を維持できるのが定型発達の人の特徴です。

あまり意識していなくても、今は授業を受けなければいけないという考えが自然にできており、これから作業を行うというときも、意識を対象に集中させることができます。

このようなことが自然にできてしまうため、発達障害の人の、意思に反してそわそわ落ち着かなくなってしまう傾向を理解できず、怒りを覚えることもよくあります。

自分と同じことができるとは限らないという意識を持つだけでも、発達障害の人と格段に付き合いやすくなります。

教室で席に座って授業を受けていると、前の席の女の子のリボンが気になってしまい、じっと眺めてしまう。これではいけないと先生の話を聞こうとしたら、今度は校庭に犬が入ってくるのを見つけて興奮してしまい、授業中ということも忘れて窓に駆け寄ってしまった……。

このように、じっと座っていることができずに、つい体を動かしてしまうという傾向は、発達障害の中でも多動傾向を持つＡＤＨＤ（注意欠如・多動症）によく見られます。大人になって、机に座っていられないという身体の多動は減っても、気が散ってしまって仕事に集中できない、段取りよく仕事ができない、２つ以上の仕事を同時に進めることが苦手など、頭の中には依然として多動が残っているケースが多く見られます。

症状を抑えることだけではなく、活かすことを考える

症状をやわらげるためには

ＡＤＨＤ（注意欠如・多動症）は発達障害の中でも比較的軽度の症状といえます。僕がこれまで子どもから大人までカウンセリングをしてきた実感としては、診断のつかない「グレーゾーン」の人を含めれば、10人に１人はなんらかのＡＤＨＤの傾向を持っているようです。大人になると、身体の多動は減るケースが多いですが、いやな仕事をするときに5分と経たずウロウロしはじめるなど、人によっては大人になっても身体の多動が収まらないこともあります。

多動の症状が強めに出ている場合は、療育によって、ある程度は症状を軽減させることができますが、多動症状が仕事を妨げてしまう職業に就くことは、やはり難しいと言わざるをえません。

生活に支障が出るほどであれば症状を抑えることも必要です。しかし、逆に短所とばかり思っていた多動傾向を、長所として仕事に活かせることも十分ありえます。

多動傾向にある人は、バイヤー、ジャーナリスト、接客業など、変化の激しい仕事、新奇性が試される仕事で能力を発揮できます。落ち着きのある定型発達の人に比べて発想力、企画力があり、仕事達成のために動き回ることを苦労と感じません。

仕事を遂行する上で、あまりにも気が散ってしまうなどの傾向を抑えたい場合は「好きなことをしない」という練習をおすすめします。たとえば、ゲームをするのが大好きだった場合、ゲームの途中で1分間だけきっぱりゲームを中止します。1分経ったら、自分への褒美として、またゲームをはじめてかまいません。これを毎日行い、中止する時間を少しずつ増やしていきます。

これで鍛えられるのは、抑制機能のアップ。自分の好きなゲームをいつまでも続けたいという欲求を抑えることで、つい動き回ってしまいたくなる衝動も自分で抑えることができるようになってきます。

Part 1

6

こだわり

決めた通りに行動しないと気持ち悪い

定型発達の人の場合

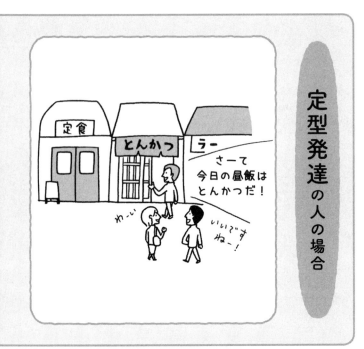

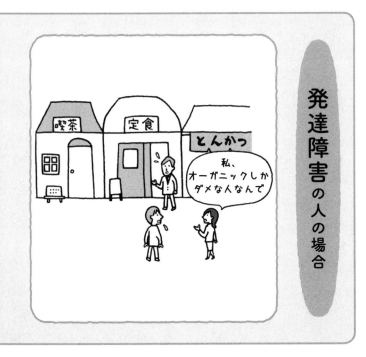

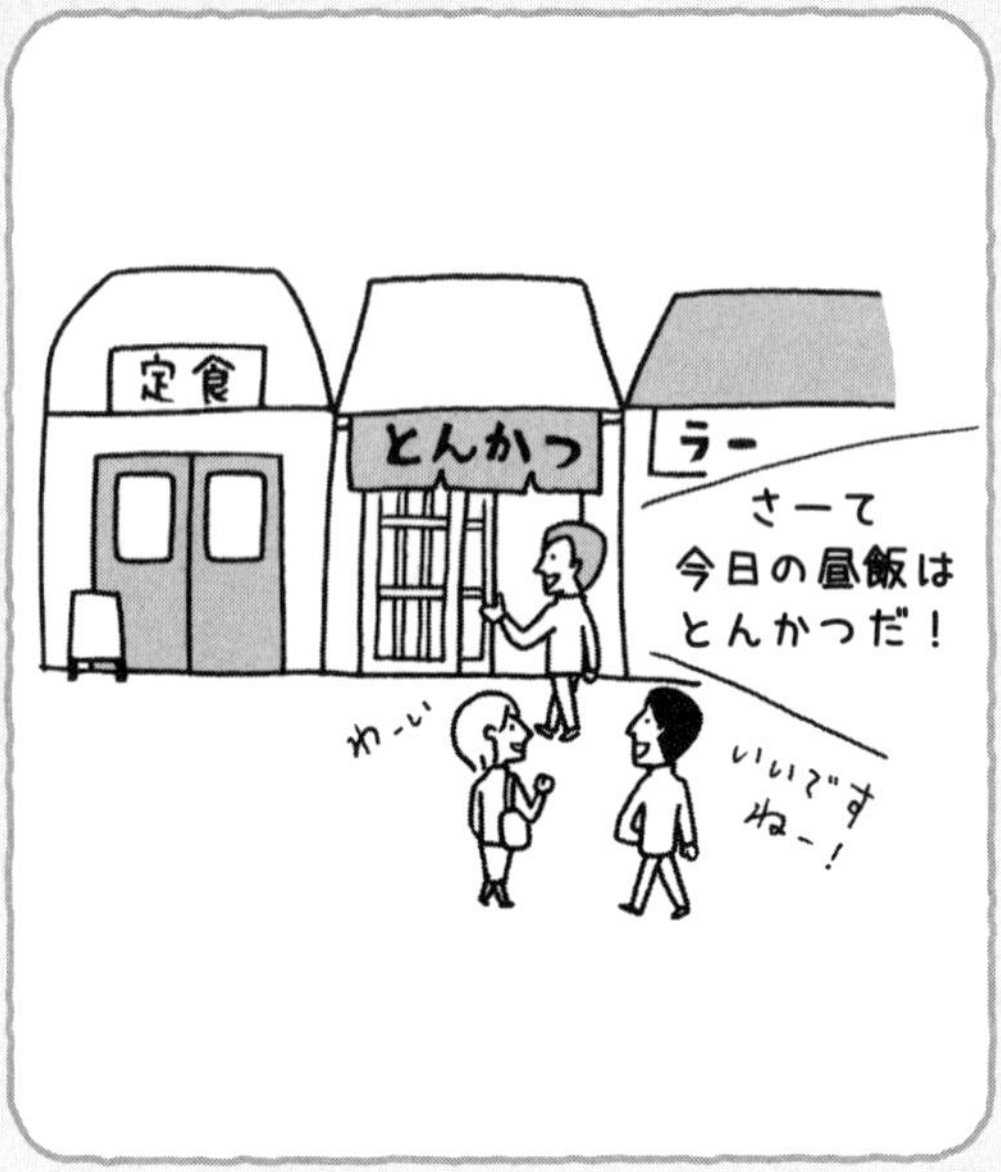
定食
とんかつ
ラー
さーて
今日の昼飯は
とんかつだ！
わーい
いいです
ねー！

発達障害の人の場合

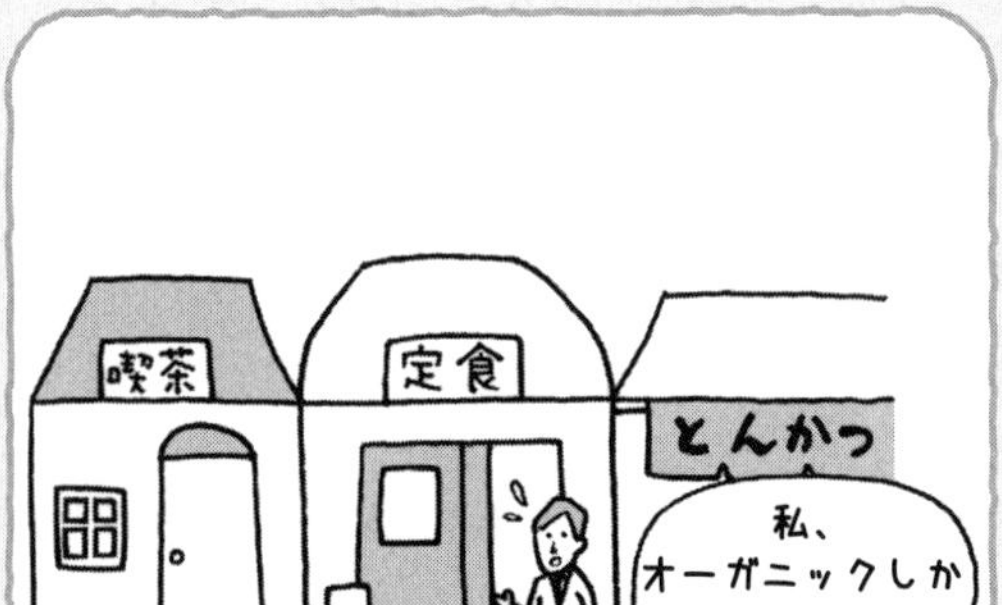
喫茶
定食
とんかつ
私、
オーガニックしか
ダメな人なんで

突発的なことが起きたときに、比較的冷静に処理できるのが定型発達の人の特徴です。周りの出来事によって、自分の行動や考えを柔軟に変えることができ、きちんと議論して納得すれば、人の意向に合わせることも苦ではありません。

数人でランチに行くというような場合も、誰かの意見に合わせることができ、そのとき食べるものにも、さほどこだわることはないといえます。

定型発達の人は、この一連の行動を自然に行っているため、こだわりが強く、どうしても人に合わせられない発達障害の人の気持ちが分かりづらいという面もあります。集団で行動することが苦手な発達障害の人は意外と多いもの。苦手そうなそぶりを見せている人は無理に誘わない方がよさそうです。

主にアスペルガー症候群の人に多く見られるのが、「自分なりの強いこだわり」です。少しでも予定外のことが起こると、身近な人に当たり散らしてしまうこともあります。これはすべて、少しでも違うやり方をすると失敗してしまうのではないか、とんでもない不幸が起こるのではないか、という予期不安からきています。

学校や会社などでこの特性が出てしまうと「一緒に物事を進められない人」という印象を持たれてしまうこともありますが、生活面では必ず6時に起きて、散歩をしてから朝食という、理想的なこだわり行動をとることもあります。規則正しい生活をする上では、こだわりがあった方が有効なこともあるので、自分がどんなこだわり行動をしているのか、見極めが必要です。

自分がどんなこだわり行動をとっているのかを把握する

症状をやわらげるためには

自分のこだわりを守りすぎる、つまり、自分ルールを絶対遵守してしまっている人は、生きる上で不可欠な防衛本能が過剰に働いている状態とも考えられます。防衛本能とは、生物ならばほとんどが持っている本能で、無意識のうちに自分を守る働きのことです。

発達障害の人は、先天的にこの防衛本能が強すぎることが多く、いろいろな場面において無意識に恐怖を抱いています。この恐怖を避けるために自分なりのこだわりを設け、それを遵守することで過剰な恐怖を和らげようとしていますが、そのこだわり行動は、周囲からすると理解できない行動である場合が多いと言わざるをえません。カウンセリングをしている中でも、自分がこだわり行動をしていることに気づかないケースや、こだわることが自分にとっても周囲にとっても望ましいと思い込んでいるケースによく出会います。

「なぜか仕事で人と衝突してしまう」と相談に来た50代男性の話を聞いたときにも、仕事仲間との軋轢《あつれき》は、彼のこだわり行動にある可能性を感じました。そこで仕事の進め方を詳しく尋ねたところ、どんな取引先にも同じ書式のプレゼン資料を用意することを強要しており、部下から「相手先によって変えたい」と言われても許可しない、というこだわり行動が浮かび上がりました。

彼は一点の曇りもなく仕事のためによかれと思って行動しているため、そこに原因があることを指摘されてもピンときていませんでした。他にもいくつかこだわり行動を指摘して、時間をかけて自己認識してもらうことからはじめ、さらに、その自分ルールが間違っていることを理解してもらいました。

そして提案したのは、意識が過剰に対象に集中してしまう注意機能障害の改善です。まずは1秒でいいので、こだわりを持つことから意識をそらす。それができたら、自分をベタ褒めする。周囲にはこだわり行動が出たら無視してもらうように彼から頼んでもらいました。こうして、3ヶ月が経つころには、周囲に迷惑をかけるこだわり行動をかなり減らすことができました。

Part 1

7

感情

人のうれしさ、悲しさに共感できない

定型発達の人の場合

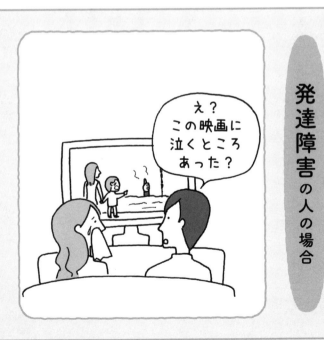

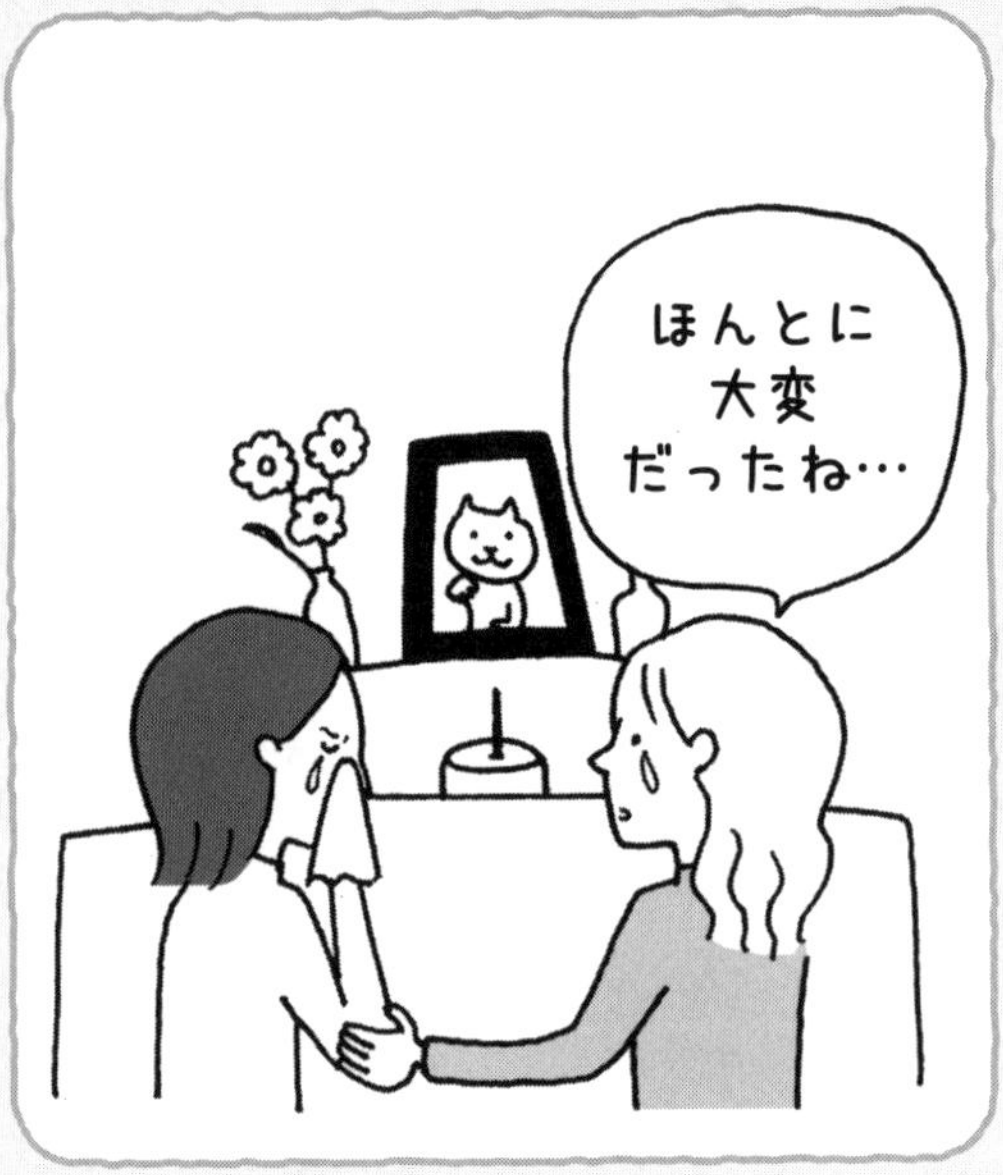
ほんとに
大変
だったね…

発達障害の人の場合

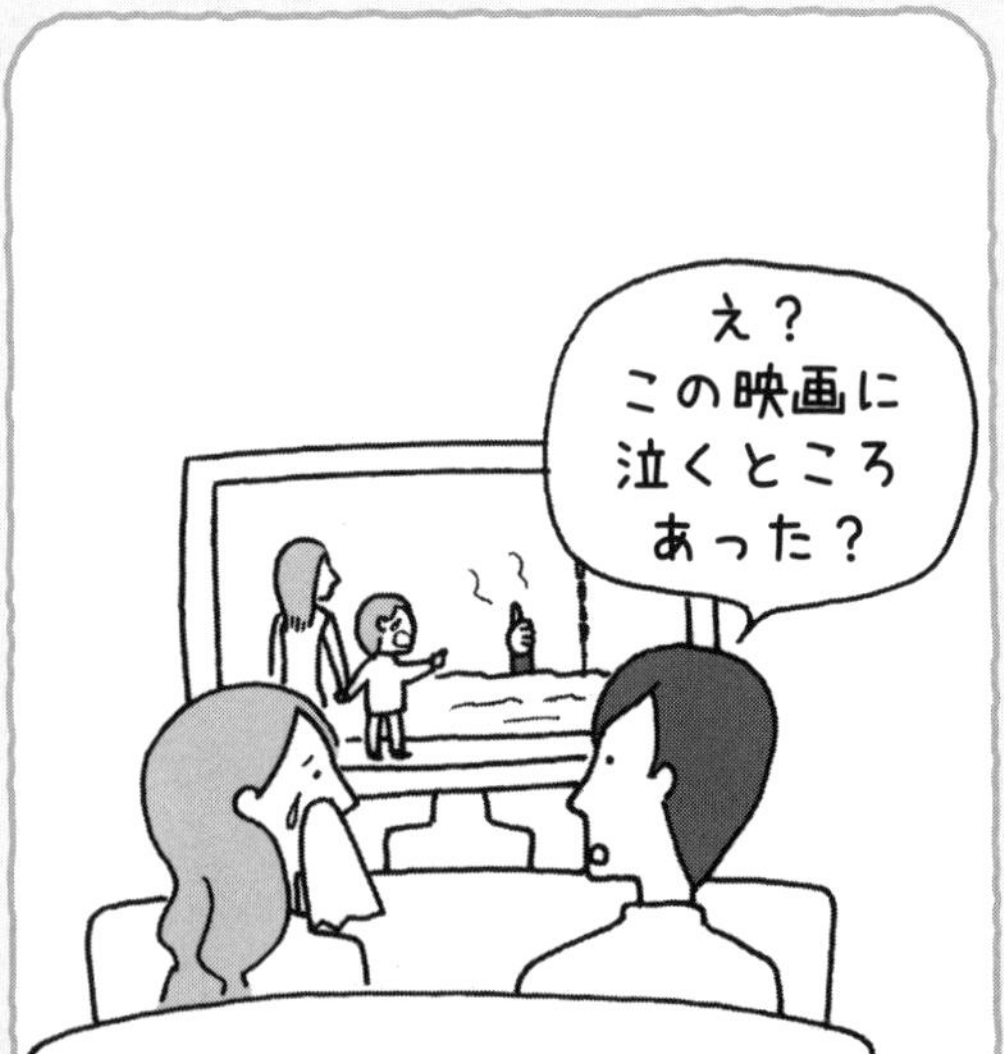
え？
この映画に
泣くところ
あった？

イラストにあるように、友達や家族が悲しんでいるときに、なぐさめながら一緒に悲しい気持ちになってしまう心の動きを、共感と呼びます。

うれしいとき、感動したときも同様に、ある程度の信頼関係がある間柄なら、共に喜びを感じ、感動の涙を流すことができるのが、感情が豊かな定型発達の人の特徴といえます。

最近では、企業や団体のリーダーにも、価値観の違う個性をまとめ上げるために共感力が求められるようになっています。

仕事に行き詰まっている部下からの相談に、相手と自分の気持ちを重ね合わせて悩みを聞くことができるリーダーは、自然と多くの人から慕われるようになるというわけです。

定型発達の人とは異なるものの考え方、捉《とら》え方をするのが発達障害の人の特性です。みんなが笑っている場面でも、ひとりぽつんとしていたり、逆に誰も笑わないところで大笑いしてしまうことも。「笑いのツボが違うよね」などと言われてしまうこともあります。

小説や映画などのフィクションに感情移入しづらい人が多く、ノンフィクションを好む傾向もあります。

もちろん、発達障害の人も感情は人一倍そなわっており、むしろ怒ったり泣いたりと、感情の振り幅が大きい人も多く見受けられます。

しかし、好きな人であっても相手の心の動きが把握できず、共感できない場面が出てきてしまうのが発達障害の人の特徴といえます。

「うれしい」場面、「悲しい」場面をマニュアルとして覚えるだけでラクになれる

症状をやわらげるためには

発達障害の人は、共感とか感情の共有と言う前に、そもそもフレーム自体が違うということがよくあります。僕自身、バラエティ番組や映画、ドラマはまったく興味がないけれど、ＮＨＫの「きょうの健康」だけは大好きで、何時間でも観ていられます。小説は全然読まないけれど、哲学書や科学論文は大喜びで読み進めることができる……など、かなり人とは違った個性を持っています。

この異なるフレームを持つ発達障害の人は、一見、人の輪を乱す存在にも思えますが、実は科学がここまで進化したのも、現代の快適な生活を享受できるのも、発達障害の人のような変わり者がいたから、というのが多くの研究者の共通する見解です。

世の中にiPhoneが登場したとき、多くの人は「こんなものは売れない」とあまりに

革新的な技術を拒否しましたが、結局は爆発的に広がり、スマホは人類すべてが手にするツールとなりました。開発者のスティーブ・ジョブズは、根本的なものの見方が異なる変わり者ともいえますが、この異質なフレームこそが、技術革新を起こす人類の財産となるのです。

しかし、異質であるがゆえに、発達障害の人を定型発達の人に共感できるように矯正するのは、ほとんど無理と言わざるをえません。だから、共感する場面をマニュアルとして覚え込み、他人の感情を損なわない行動をとることが、円滑な社会生活において必要となります。

さらに共感力を育てたいのであれば、共感能力を司る神経細胞であるミラーニューロンの育成を試してみるのもいいでしょう。やり方は簡単。悲しい顔をした人がいれば、その顔マネをすればいいのです。同様に、誰かがうれしい顔をしていれば、そのマネをするだけ。こうすることで、共感する力がつくそうです。

これは子ども向けの療育として行われており、子どもには共感力が上がる効果があることが分かっていますが、大人に効果があるかは研究途上です。共感できなくて困っているのであれば、試しにやってみることをおすすめします。

Part 1

8

不安感

心配しすぎで体調を崩してしまう

定型発達の人の場合

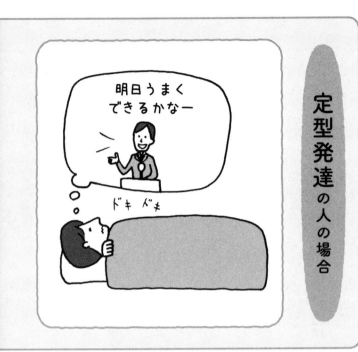

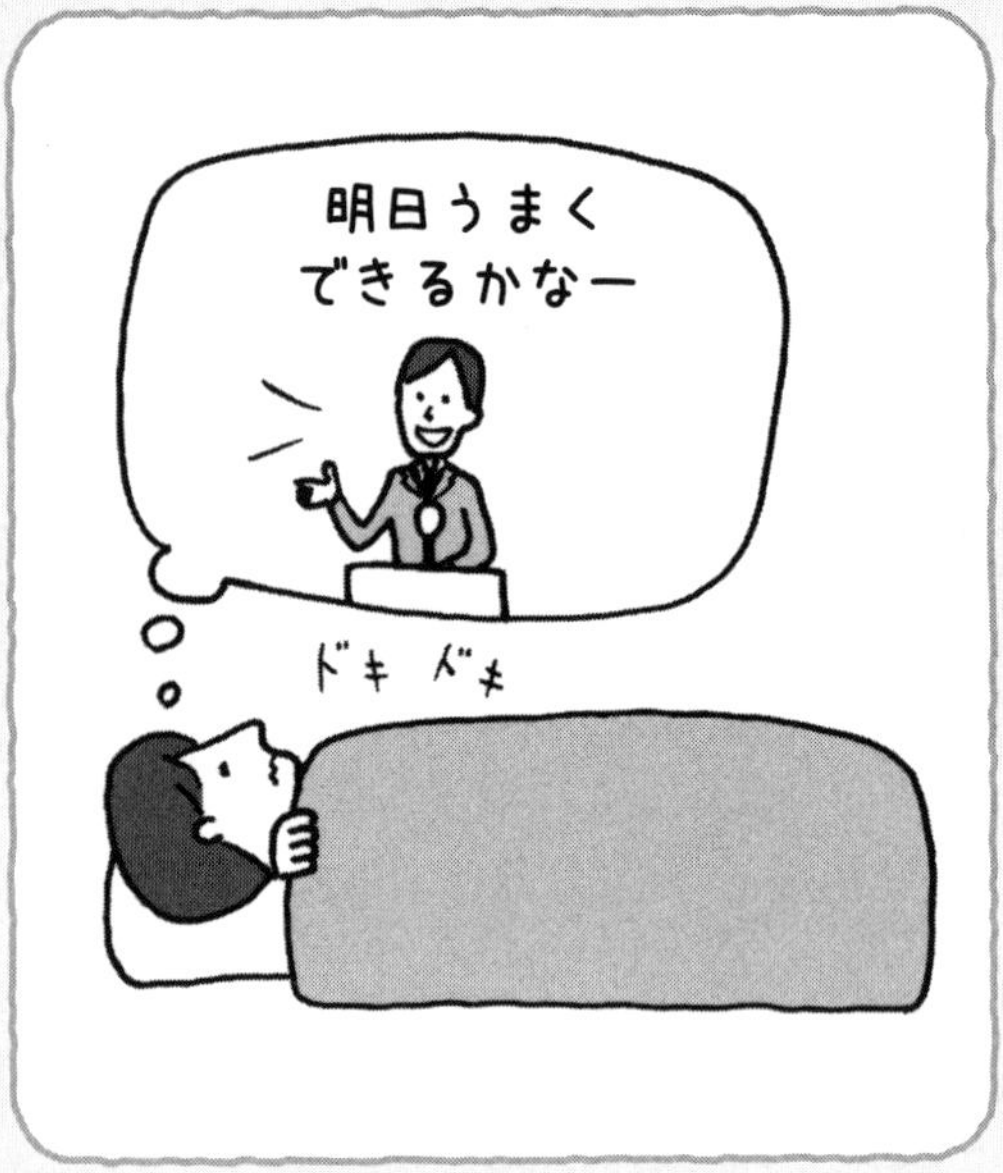
明日うまく
できるかなー
ドキドキ

発達障害の人の場合

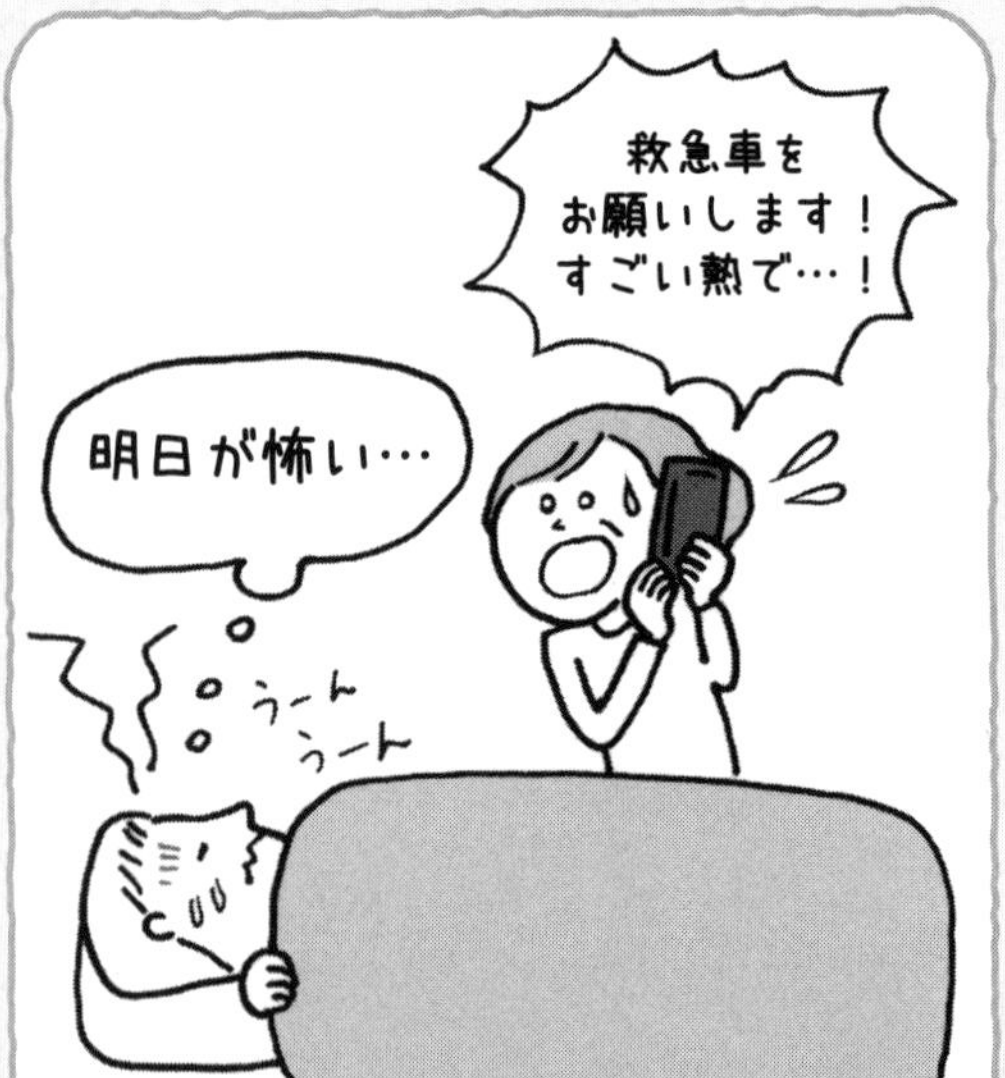
救急車を
お願いします！
すごい熱で…！
明日が怖い…
うーん
うーん

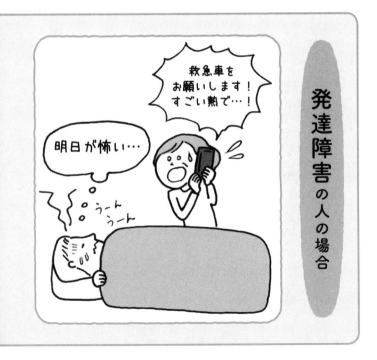

大事なプレゼンなどの前日には緊張と不安で眠れなくなったり、デートがうまくいくか不安で、周囲の人に対策を聞いて回るなどの行動は、どんな人にもある感情の動きゆえに起こります。原因となる心配事がなくなれば、不安感も自然に消えます。

適度な不安は、きたる大事な場面にそなえて勉強をする原動力にもなり、自分を磨くよいプレッシャーにもなってくれます。

逆に不安がまったくない状態が続くと、現状に満足してしまい、成長するための努力を怠ってしまうことも。

定型発達の人も、もちろん発達障害の人も、適度な不安と上手に付き合うことは、人間としての成長に欠かせない要素です。

発達障害の人は、脳内の神経伝達物質であるセロトニンの分泌量を調節するセロトニントランスポーターの数が少ないという研究があります。セロトニントランスポーターが不足すると、不安が強く喚起されます。不安が強くなりすぎると、それを抑制することが難しくなり、不安感がさらに不安を呼びます。そして不安への過緊張から疲労しやすくなり、睡眠障害、うつ障害に発展するケースも。

あまりの不安に体調を崩し、熱が出ることもありますが、発端はありもしない不安に恐怖する心理状態のため、病院に行っても原因が分からず、さらに不安になってしまう場合も。もしも強く不安を訴える家族がいれば、性格のせいだと否定するのは避け、安心感を与える環境を整えてあげましょう。

頭と体を活性化させる運動で「後ろ向き」な考えは軽減する

症状をやわらげるためには

ある日、僕のところに、大企業に勤務するバリバリのワーキングウーマンが相談に訪れました。役職がついていて、給料も平均以上どころか平均の3倍は稼いでおり、都内に新築のタワーマンションを購入していました。

相談内容は、「40代後半にもなって結婚もしていない自分の将来が不安で不安でたまらない」ということでした。リストラ候補になったというわけでもなく仕事は順調そのもの。なのに家に帰ると心配事をあれこれ考えてしまい、夜も寝られないのでつい寝酒を飲んでしまうとのこと。

どうやら受け身型のアスペルガー症候群の症状が強く出てしまっている状態のようでした。頭がよくて論理的な彼女は、未来の想像を執拗《しつよう》に反すうして、幻想にしか過ぎない不幸な未来を頭の中で論理的に組み立て、実際に起きているかのように実体化させていたのです。

うつになってしまう一歩手前の状態だったため、すぐに頭と体を活性化させるための運動を生活に取り入れてもらいました。平日は最寄り駅から1駅手前で降りて、ウォーキング時間を増やし、週末は軽くジョギング。代謝が上がると、脳細胞の活動も活発化するので、後ろ向きな考えも軽減されます。

自己肯定感もかなり低かったため、将来の不安を感じることについて、実況中継をしてもらいました。「今自分は、おばあちゃんになったら孤独死すると考えている。そのときはすごく不幸な状況になると思っている」。こうして自分の状況をつぶさに声に出して言うことで、自分を客観視できるようになります。客観視できるということは、自分がどれだけ意味のないことで思い悩んでいるかを知ることにつながります。

そして、ひたすら恐怖と不安だけにフォーカスしていた意識を、少しずつそらしていく練習もしてもらいました。これは前項にも出ていた注意機能の改善トレーニングです。地道に改善に取り組んでもらった結果、自分がどれだけ非生産的な行動をとっていたのか、時間の無駄だったのかを認識してもらえるようになり、不安が薄らいでいるのを実感できるまでに改善しました。

Part 2

日常のコミュニケーション

ふだん生活する上で、家族や友人たちと
円滑に付き合うための
事例を解説しています。

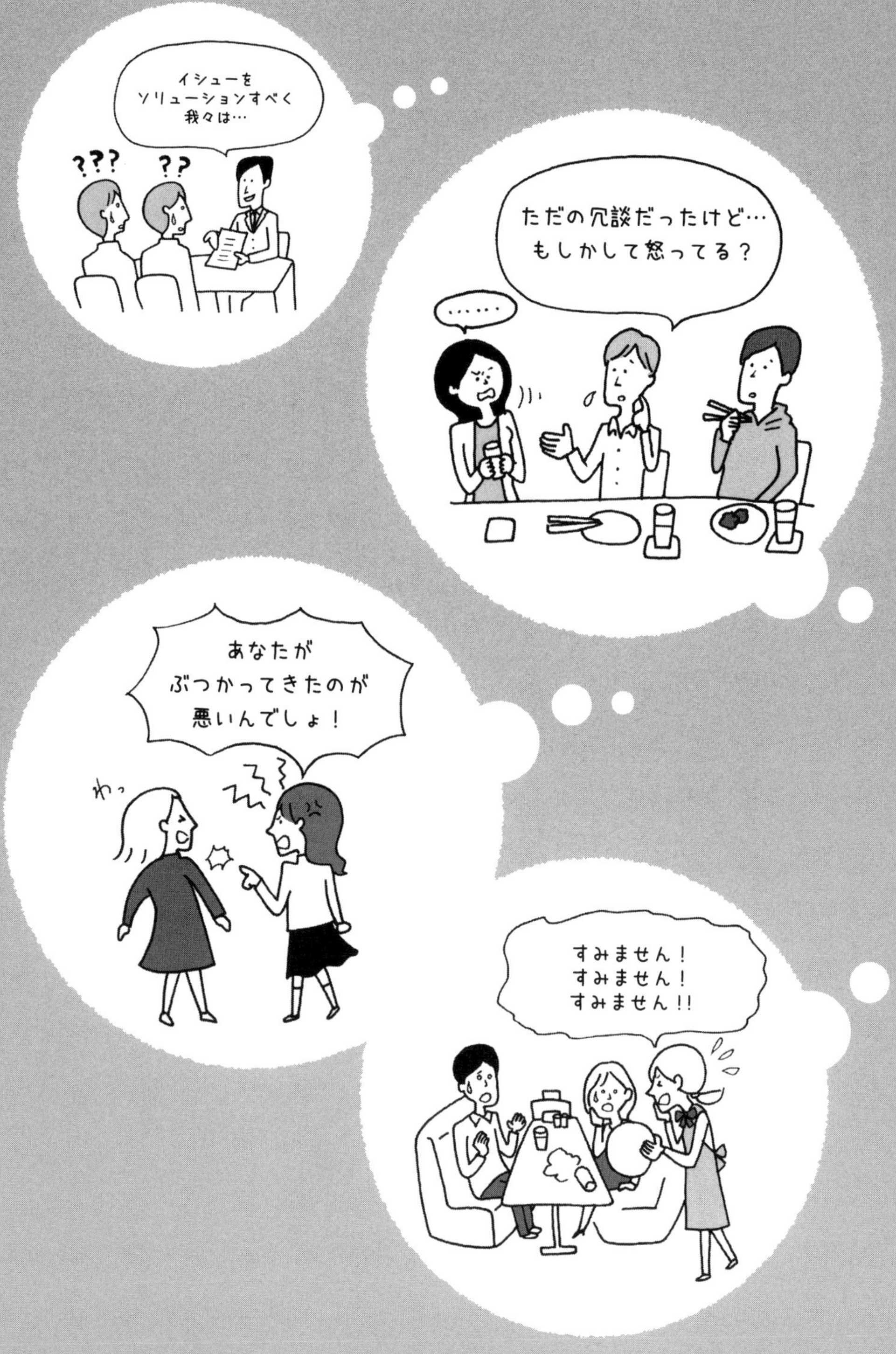

イシューを
ソリューションすべく
我々は…
???
??
ただの冗談だったけど…
もしかして怒ってる？
……
あなたが
ぶつかってきたのが
悪いんでしょ！
わっ
すみません！
すみません！
すみません!!

Part 2

1

雑談

話したいけど話せないって変？

定型発達の人の場合

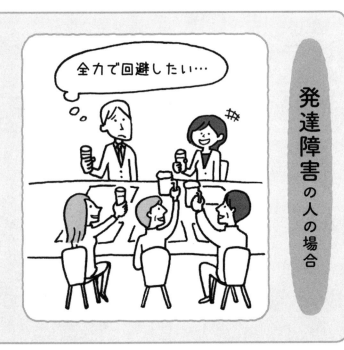

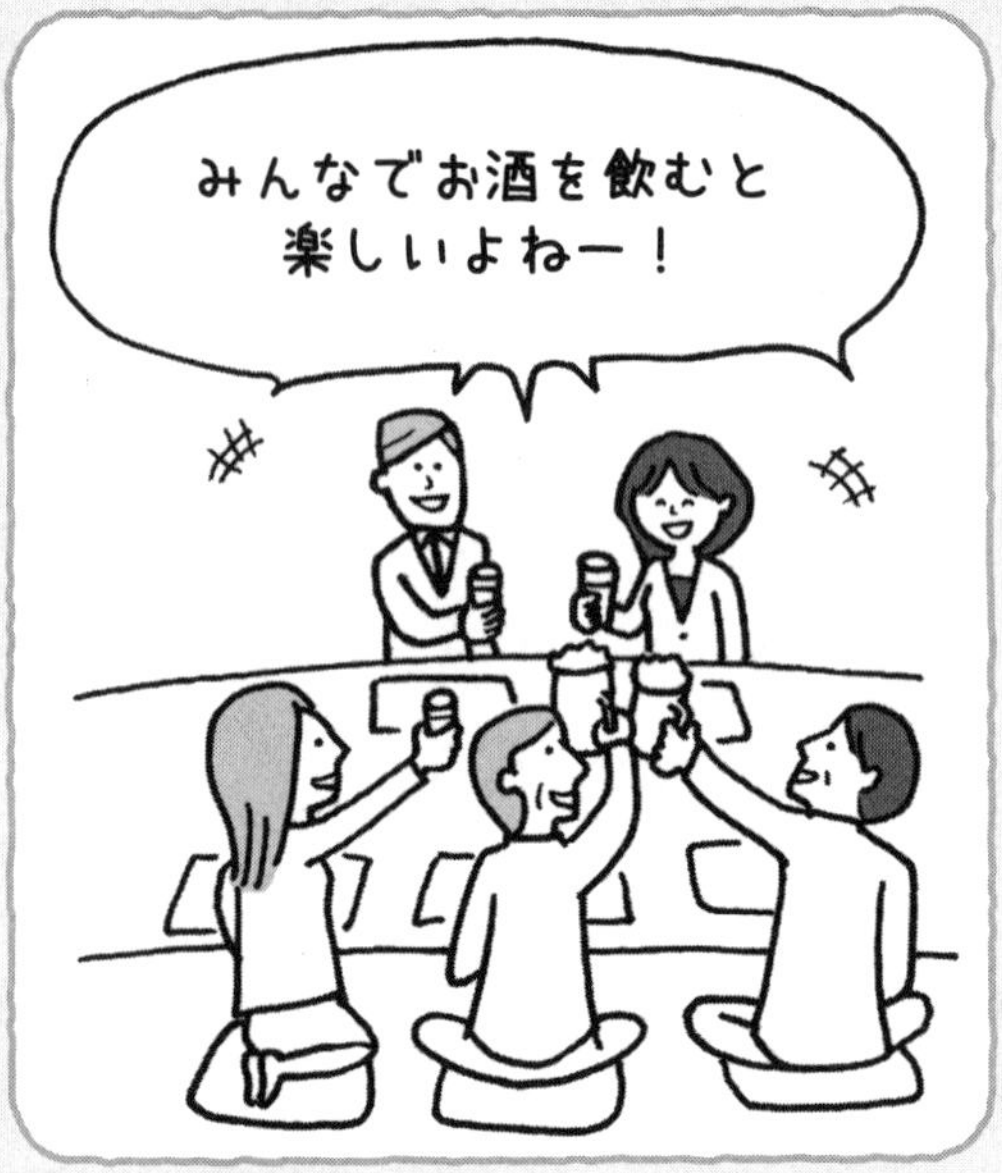
みんなでお酒を飲むと
楽しいよねー！

発達障害の人の場合

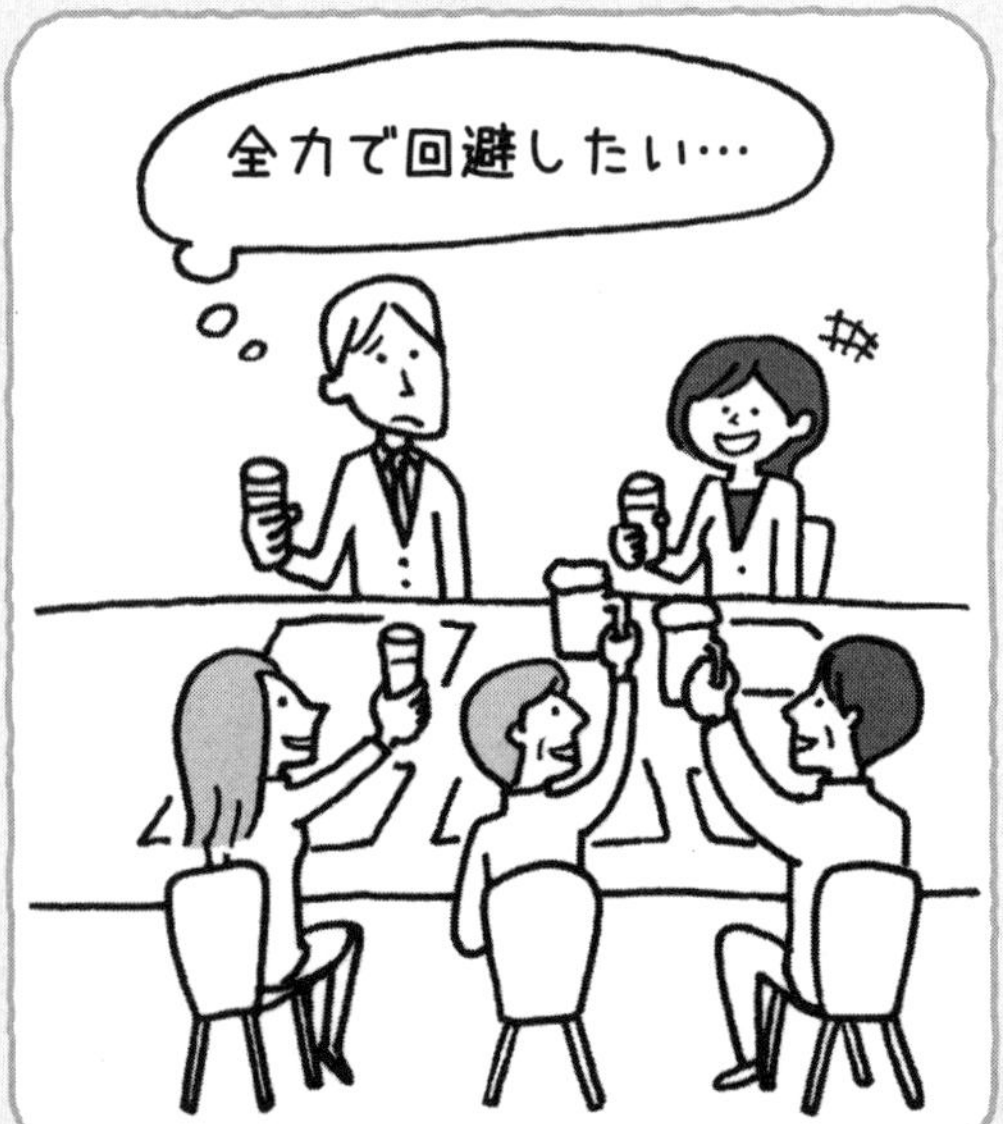
全力で回避したい…

雑談が苦にならない定型発達の人は、会社の人たちとの飲み会を、部署が違う人や普段話さない人とも親睦を深められるよい機会だと捉えています。とくにお酒が入る席では、仕事中には言いにくい意見を上司に伝えることができたり、さまざまな話題を語らうことができる場となります。

宴席でも適度に気を使うことができ、はじめて話す他部署の人とも雑談を交えてコミュニケーションをとれるのが定型発達の人ですが、もちろん楽しく飲めない、上司のグチを聞くのがつらいなど、飲み会を好きになれない人もいます。

飲み会は雑談をメインにした会合といえるので、雑談ができない人にとっては、慣れない気を使うだけの苦行の場だということも知っておきましょう。

発達障害の人にとって、雑談は全身全霊を傾けて行う苦手作業であり、雑談後は寝込んでしまうなど、体調を悪くする人もいるほどです。それが飲み会ともなれば、することは雑談だけ。いつ終わるとも知れない雑談の対応に心も体も疲れ果て、うつ状態になることもあります。

発達障害の人は、共感する力が弱いこともあって、そもそも相手の話に興味を持つことが困難です。また、自分のことを話したいという欲求も低いため、会話のネタがありません。さらに定型発達の人とは考え方のフレームが異なるので、相手の冗談に気づかず、タイミングを合わせて笑うということがしづらい傾向もあります。それでも、相手の気まずい雰囲気は感じ取ってしまうので、さらに不安や疲労を覚えるのです。

雑談力はいつからでも鍛えられる

症状をやわらげるためには

僕のところには、雑談ができないという悩みを持つ人がたくさん来ます。だいたいの場合、発達障害の人は雑談に対して過剰に恐怖を感じていたり、苦手意識を強く持っています。

そもそも、雑談は脳のありとあらゆるところを活用しなければならない行動です。発達障害の人が苦手なのは、脳の前頭前野にある背内側前頭前野と背外側前頭前野、やる気に関係している基底核や腹側《ふくそく》被蓋野《ひがいや》、脳梁《のうりょう》などの、雑談に必要な部位の働きが機能不全であることが原因だと言われています。

さらに、ワーキングメモリーが弱く、相手が言ったことを短期記憶して理解し、さらに脳内で応用させて言葉を返すという一連の働きもできづらいところがあります。

しかし、裏を返せば、雑談力を鍛えるということは、機能の弱い部分を補い、脳の総合力を上げることになるので、生きづらい人生を改善できる可能性が大きくなります。

雑談というと、発達障害の人はあまりに真面目すぎるために、ホストクラブのホストのように、あるいはトップクラスの営業パーソンのように流ちょうに、立て板に水のごとく言葉を操らなければいけないと思い込み、「それができない自分はダメ人間だ」と落ち込んでいることがよくありますが、それを実現するのは定型発達の人でも難しいのです。そもそも、雑談は自分から話しかけるものと思い込んでいますが、実は「聞くフリ」をしているだけで、相手は勝手に「この人話しやすい、いい人」と思ってくれるものなのです。

しかも、アスペルガー症候群の人は、自分のことを話したいという欲求が少ないので、「聞くフリ」をするのは得意です。聞くのではなく、「フリ」だけでいいのですから、雑談へのハードルはかなり下がります。

「聞くフリ」だけでも雑談は十分こなせるようになりますが、このテクニックで雑談への苦手意識が少しでも軽減したら、さらに自分から気の利いたことが言えるようになるために、ワーキングメモリーを鍛えてみることをおすすめします。

ワーキングメモリーとは、「作業・作動記憶」と訳され、短い時間に情報を保持し、それを瞬時に最適な場面で使える働きのことです。ここでは短期記憶として認識してください。

雑談においては、相手が話している内容を数秒間覚えていて、それを覚えている間にまた相手が話した意味をくっつけて、できた新しい意味を記憶します。会話というのは、これを繰り返して最終的に意味を理解していきますが、ワーキングメモリーが弱ければ、文字通り右から左に言葉が素通りしてしまい、相手の話していることが途中から分からなくなり、応えようがなくなってしまいます。

発達障害の人は、先天的にこの働きができていないことが多いのですが、脳機能の多くは鍛えれば開発が可能です。

雑談に不可欠なワーキングメモリーを鍛えるには、いくつか方法がありますが、簡単なのは、頭の中で4桁の数字を同じ2桁で引き続けるという方法です。たとえば4923を17で引き続ける。これをするには、引く前の数字を数秒覚えていないといけないので、短期記憶が鍛えられます。数字を紙に書くのはNG。慣れてきたら6桁から3桁を引き続けます。

その他の方法としては「2つ前戻りしりとり」があります。1人目が「リンゴ」と言ったら、2人目は「リンゴ、ゴリラ」と言います。3人目は「リンゴ、ゴリラ、ラッパ」、4人目は「ゴリラ、ラッパ、パイナップル」、5人目は「ラッパ、パイナップル、ルビー」というように、2つ前の単語に戻って自分の答えをつなげます。

とくにアスペルガー症候群の人に言えることですが、30年前に読んだ歴史の教科書の1ページを丸ごと覚えているなど、長期記憶には優れているのに、ワーキングメモリーである短期記憶は弱いという傾向があります。しかし、こうして鍛えることで、機能不全を改善することができるのです。

人間は肯定的な変化に気づきづらい傾向があるので、雑談で少しでも成功したら、こまめに記録しておくことが重要です。成果が出たと実感できれば、やる気が出てきます。さらに、成功体験を積んでいけば、苦手意識を遠ざける効果も生まれます。

Part 2

2

冗談

冗談と本気ってなにがどう違うの？

定型発達の人の場合

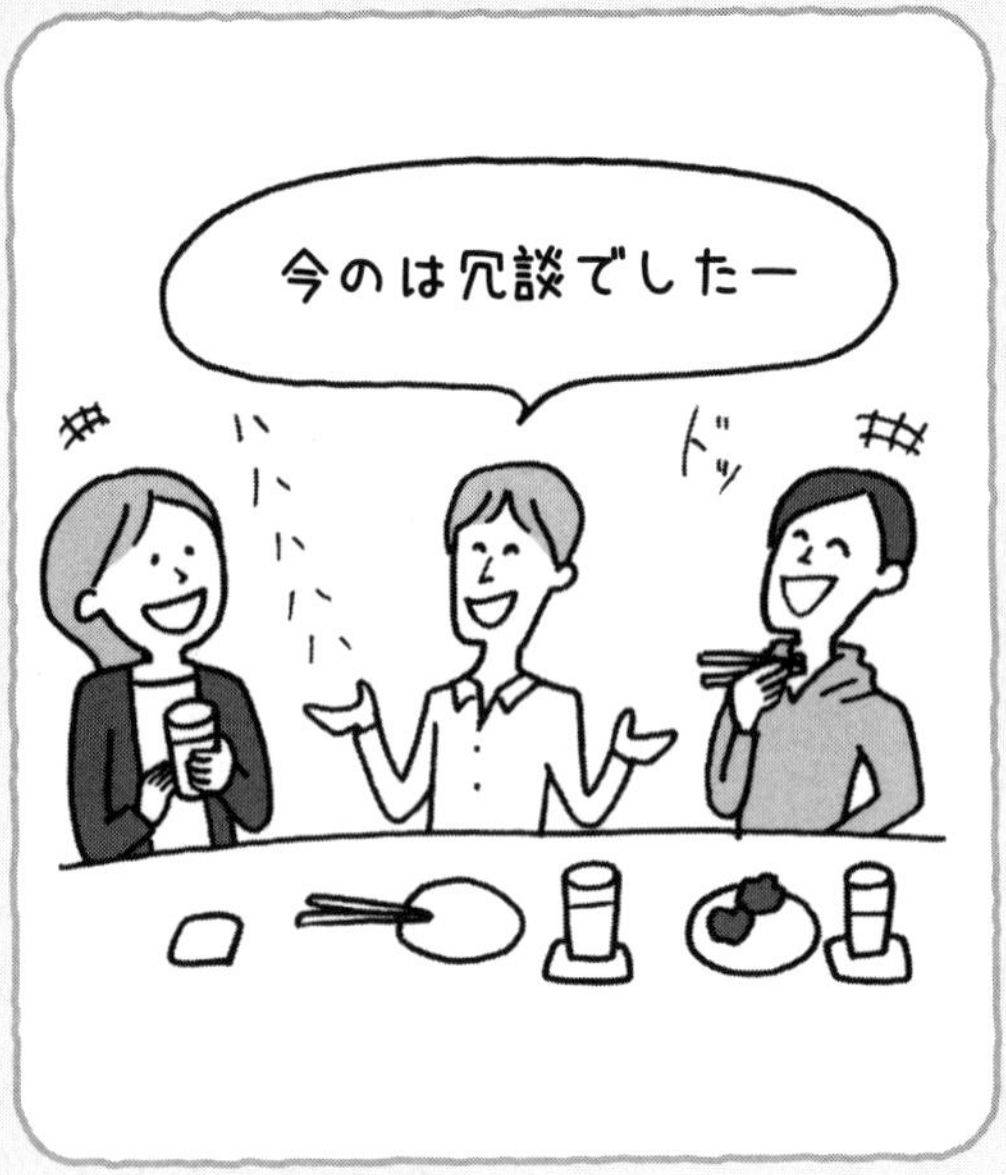

今のは冗談でしたー
ハハハハハ
ドッ

発達障害の人の場合

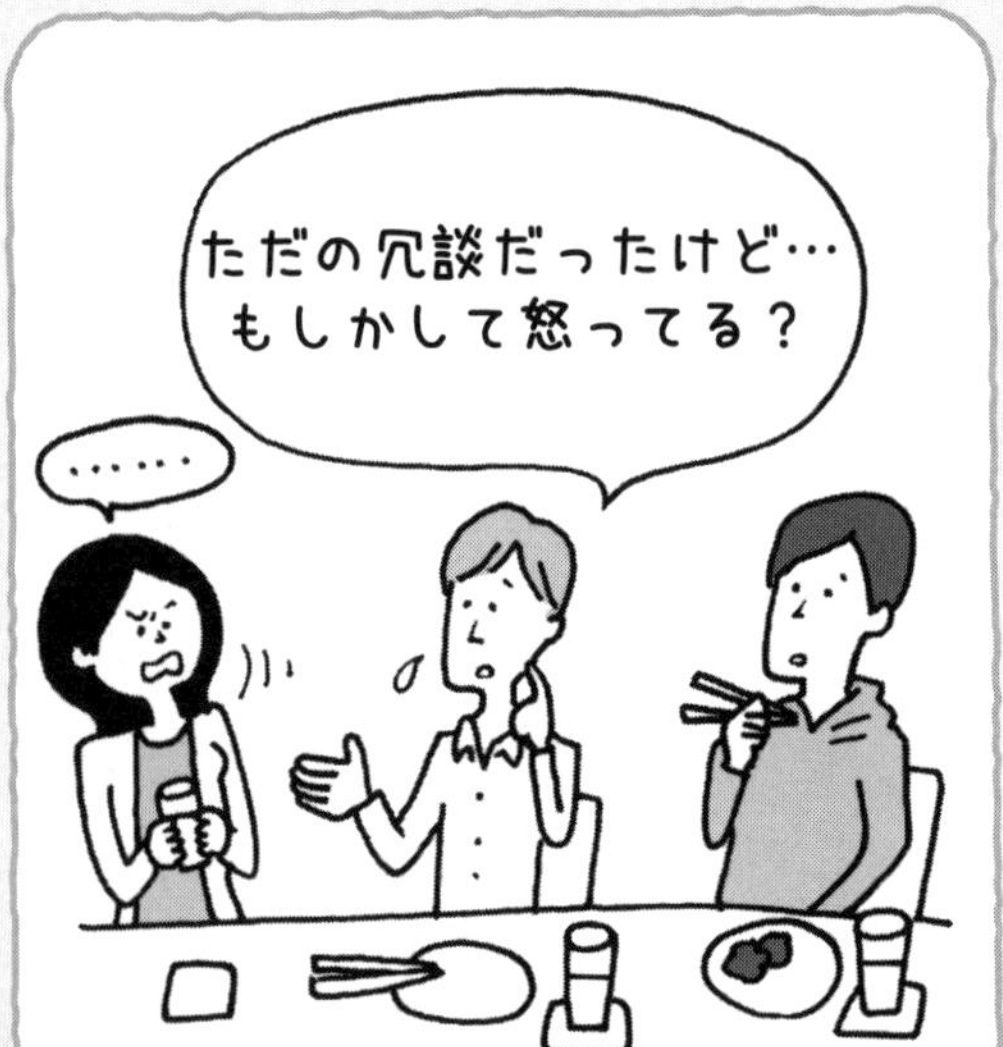

ただの冗談だったけど…
もしかして怒ってる？
……

場の空気を読んで、誰も傷つかない冗談をサラリと言ってのけるという芸当は、たとえ定型発達の人でも難しいといえます。

冗談がうまい人は、気まずい雰囲気になったときなどに、さっと機転をきかせて盛り上げることができ、また冗談を言っていいとき、よくないときの見極めも上手です。そのため、人望も厚く、人気者であることが多いのです。

コミュニケーション技術の中でもかなり高度なテクニックを要する冗談は、うまく言える人の方が希少です。定型発達の人でも、センスのない「おやじギャグ」を連発する人もいます。おやじギャグは、理性を司る前頭前皮質が老化、疲労することで、口をついて出てしまうという説があります。

コミュニケーションが苦手な発達障害の人は、人の気持ちを考えられずに、突発的に言葉を発する傾向があります。状況を考えられない、笑えない冗談を言ってしまうのもそのひとつ。女性に向かって「あなたは練馬出身ですか」「いいえ違いますけど、なんでですか」「足が練馬大根みたいだから」。これを、面白いと思って言っているのだからシャレになりません。ほかにも、女性に向かってきわどい下ネタを冗談として言ってしまうのも、共感力の低さに由来しています。

冗談を言うだけでなく、冗談を言われても言葉の裏が読み取れず、真面目に受け取ってしまい、怒りだすという特徴もあります。劣等感が強いため、なにを言われてもバカにされたと受け取ってしまうからです。

冗談に対する自分なりの対応マニュアルを作ってみる

症状をやわらげるためには

友達同士数人で話しているとき、親愛を込めた表現として「お前バカだなー」などと冗談を言い合うことはよくあることです。

ところが、アスペルガー症候群の人の場合、ただの冗談で発言している言葉の裏が読み取れず、激怒することがあります。あるいは、けなされたと思い込み、泣きだしてしまうことも。

これは、言葉に表れない経験や勘に基づく知識である暗黙知を学習できない、または、強い劣等感や被害者意識のために、話していた内容がいくら好意的であっても、否定的な言葉だけに反応してしまうという特性からきています。

発達障害の人は劣等感を抱きやすい脳構造であることが多いのですが、問題は、自己に対する認知のゆがみ、偏りです。

たとえば、彼女が帰り際に振り返って手を振ってくれなかったというだけで、「もう僕が嫌いなんだ。これは別れのデートだったんだ」と、悲観的に思い込んで一方的に連絡を絶つなど、状況判断を間違えてしまいます。

実際に同じような相談をしに来る人も多く、その場合は「ソクラテス的な質問」を投げかけます。「なぜ自分のことを嫌いだと思いましたか？」「振り返らなかったから」「なぜ振り返らないと嫌いなのだと思いましたか？」と、答えたことに対して繰り返しどう思ったのかを聞いていく。答えに詰まったところが、その人の核となる信念や価値観の部分です。

この答えに詰まった部分を提示しながら、同じ場面でも違う角度で違う考え方があることを話していきます。

冗談に対し怒ってしまう場合も同様に、まずは怒ってしまった冗談と、そのときの経緯を書き留めておきます。そして、このときなぜ怒ってしまったのか、周りはどんな反応をしていたかを考え、協力してくれる友達がいれば、そのときの自分はどうだったのかを聞いてみる。こうすることで、冗談に対する自分なりのマニュアルが溜《た》まってくるので、徐々に対応できるようになっていきます。

Part 2

3 話し方

私の話し方、なにか変ですか？

定型発達の人の場合

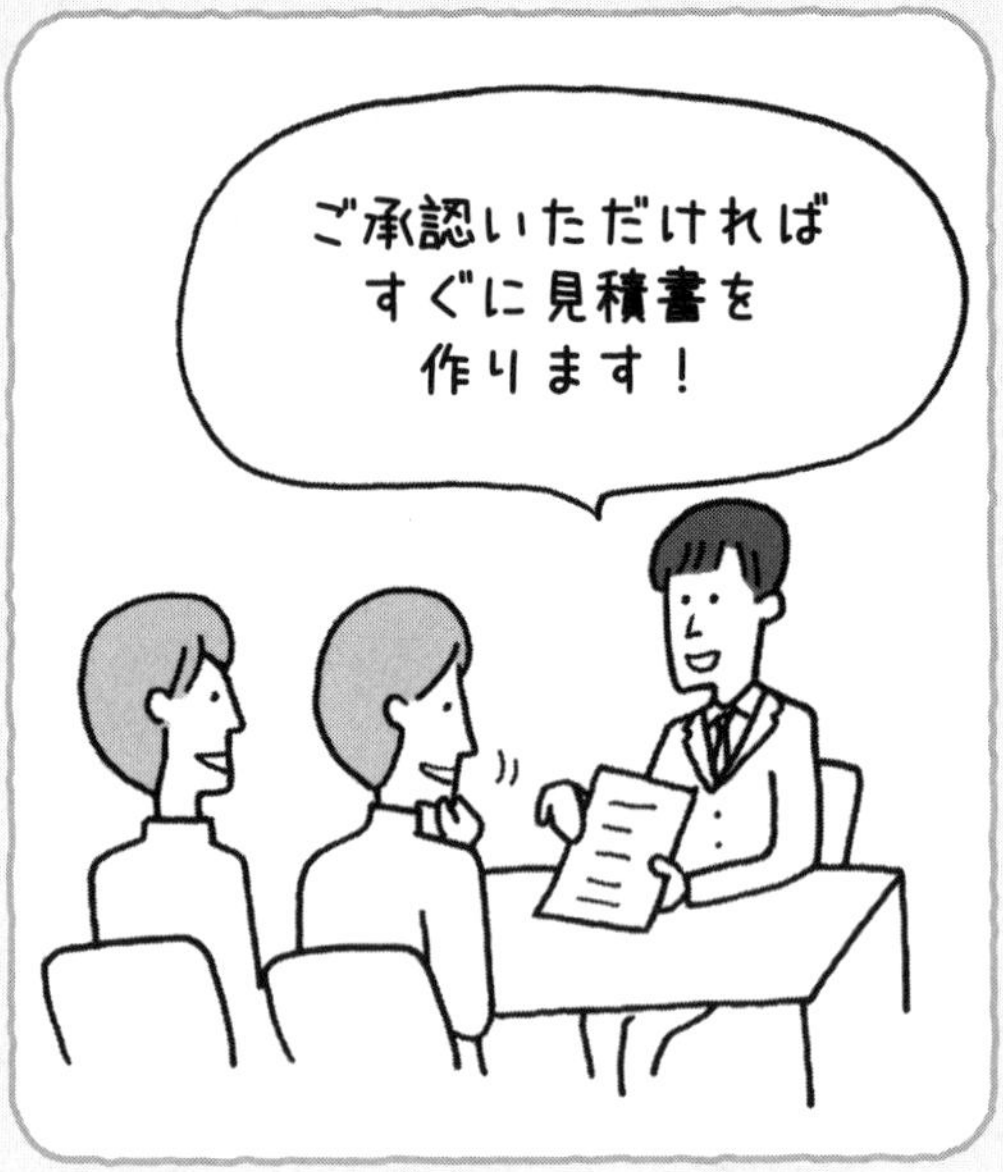
ご承認いただければ
すぐに見積書を
作ります！

発達障害の人の場合

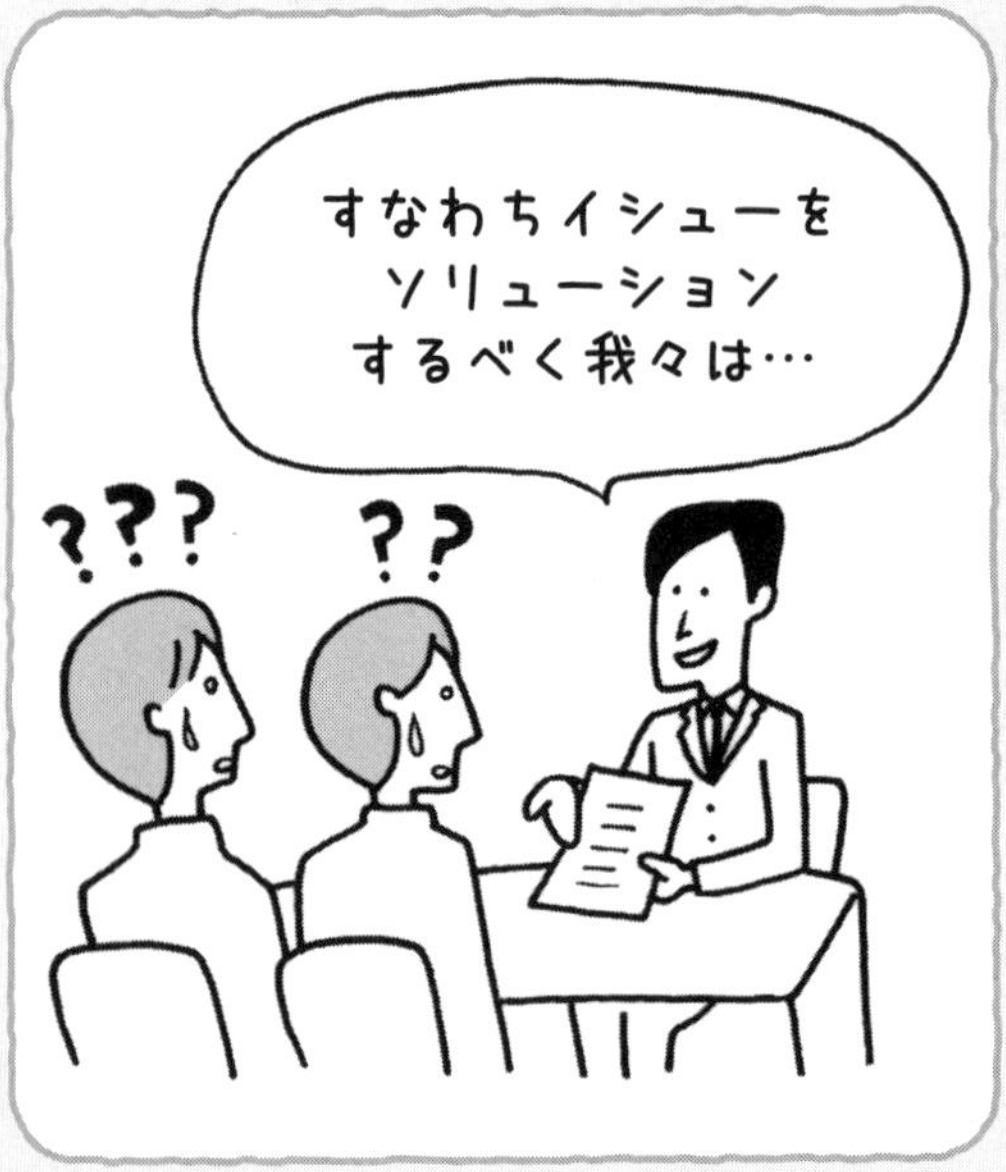
すなわちイシューを
ソリューション
するべく我々は…
???
??

そもそも日本人はプレゼンなどの自己主張が苦手だという傾向はありますが、定型発達の人であれば、シーンに合った適切な言葉を選択して、プレゼンならば聞き手に語りかけるなど、話し方を選択することができます。話をしているときの自分の姿、行動を想像しながらしゃべるので、好感度の高い話し方ができるといっていいでしょう。

また、「ここまでどうやって来ましたか」という質問には、発達障害の人であれば、「○時○分のバスに乗って、○駅に着き、少し待ってから○分発の○線に乗りました」と、聞かれていないことも答えてしまいがちですが、定型発達の人は、「バスと電車を使って、駅からは歩いてきました」と聞かれたことだけを簡潔に答えることができます。

発達障害の人は、知能、IQが高めであるにもかかわらず、稚拙、あるいは独特すぎる話し方になってしまう傾向が見受けられます。問題なのは、それをまったく自覚していない場合があるということです。これは、自分の思考や行動を客観的に把握するメタ認知が弱いことからきています。

たとえば、話し方そのものが独特、話が長い、意識高い系でもないのに難解な専門用語を使いたがる、一方的にしゃべり続ける、丁寧すぎる敬語もしくは誰に対してもタメ口など、例を挙げればきりがありません。しかし、大人になって敬語を覚え、使えるようになるのと一緒で、メタ認知を鍛え、話し方を改善することで、独特なクセをほとんど目立たなくすることが可能です。

見た目の行動を見直すことで話し方はうまくなる

症状をやわらげるためには

首を少しかしげながら口に手を当てて話をする男性が相談に来たことがあります。見た瞬間、「話し方が独特だなあ、周囲の人とコミュニケーションはちゃんと取れているだろうか」と感じました。相談内容はやはりというか、「なぜか周囲の人から話し方が変だと言われて仕事もうまくいかないのですが、自分ではよく分からない」ということでした。

話を聞いてみると、典型的なアスペルガー症候群を持っており、さらに、メタ認知も弱く、自分が話しているとき、不自然に口に手を当てていることにまったく気づいていませんでした。日本人は、空気を読みすぎるせいか、周囲の人との間に波風が立つことを恐れ、欠点を指摘することをいやがる傾向があります。彼の場合も、周囲は婉曲《えんきょく》に、なんとなく伝えるだけだったようで、気づくきっかけとはなりませんでした。

何度か転職を繰り返していましたが、原因はどのケースも独特な話し方と、与えられた仕事を納得するまで吟味し尽くすため異常に遅くなってしまうなど、こだわり行動がいくつか見られることのようでした。

人は、中身よりも話す雰囲気や話し方を見て、相手が自分にとって好ましい人かどうかを判断しています。『人は見た目が100パーセント』という漫画原作のテレビドラマもありましたが、誇張でもなんでもなく、世の中はその通りといえるのです。

そのため、話し方が変だというだけで、社会生活には著しく支障が出てしまいます。たとえば、ものすごく発想豊かな人物なのに論理的な話し方ができず、周囲に理解されずに職を失った人。知能が高く、研究熱心にひとつのことをやり遂げられる能力があるにもかかわらず、過緊張を起こしやすい特性を持つゆえに面接が通らず、ニートになってしまった人など。話し方が稚拙だということで、本来の能力を発揮できない発達障害の人を、これまで何人もカウンセリングしてきました。

話し方の場合、よほど認知のゆがみや偏りがない限り、表層的な行動を見直すだけなので、改善していくことは十分に可能です。

しかし、一口に話し方を改善するといっても、見た目の印象から話の内容まで、ポイントは多岐にわたります。前掲の「話し方が変で遠ざけられてしまう男性」には、まず話しているときの動画を撮って、自分がどういうふうにしゃべっているのかを認識してもらいました。

このように、自分を客観的に見るクセをつけることで、メタ認知を上げていきます。彼の場合は、ゆがんだ姿勢と口に手を当てるクセが問題です。こうやって自分なりの問題点を絞り込み、その対策を立てます。

ゴルフであれば、スウィングをコーチに何度も直されるように、話し方や姿勢を日々少しずつ直していきます。彼の場合は、少し敬語が丁寧過ぎる傾向があったので、お笑い芸人が数人でトークをする番組を観てもらい、くだけた話し方も学んでもらうようにしました。

逆に上司にもタメ口をきいてしまうような人であれば、マナー講師に学ぶのがいいでしょうし、話していて主旨が変わってしまうような人であれば、ニュースキャスターの話し方をマネしてみるというように、自分にとっての見本を設定し、とにかく最初はマネをすることからはじめます。

ただし、練習をするだけでは成果が出たかどうか分からず、すぐに飽きてしまいます。彼の場合は、最近転職した会社で、行動を改善していくたびに周囲の反応がいい方向に変わっていったことが、なによりの報酬となりました。

そして、口に手を当てそうになったら周囲に指摘してもらうように自分から頼んでおくこと、姿勢をまっすぐにすること、話すときは少なくとも3回は笑顔になること、「聞くフリ」を多用すること、冗談は言わないことなど、彼なりの話し方マニュアルを一緒に作っていきました。

アスペルガー症候群の人は、会話をしながら相手の気持ちをくみ取り、自然に表情をつくるというような情緒的な表現ができないことが多いので、ことコミュニケーションに関しては、経験則に基づくマニュアルにそって、演技をするよりほかありません。

彼のその後ですが、真面目に取り組んでくれたおかげで、独特なクセは半年ほどすると、ほとんど出なくなりました。

Part 2

4

忘れ物

どうしてこんなに忘れ物が多いんだろう

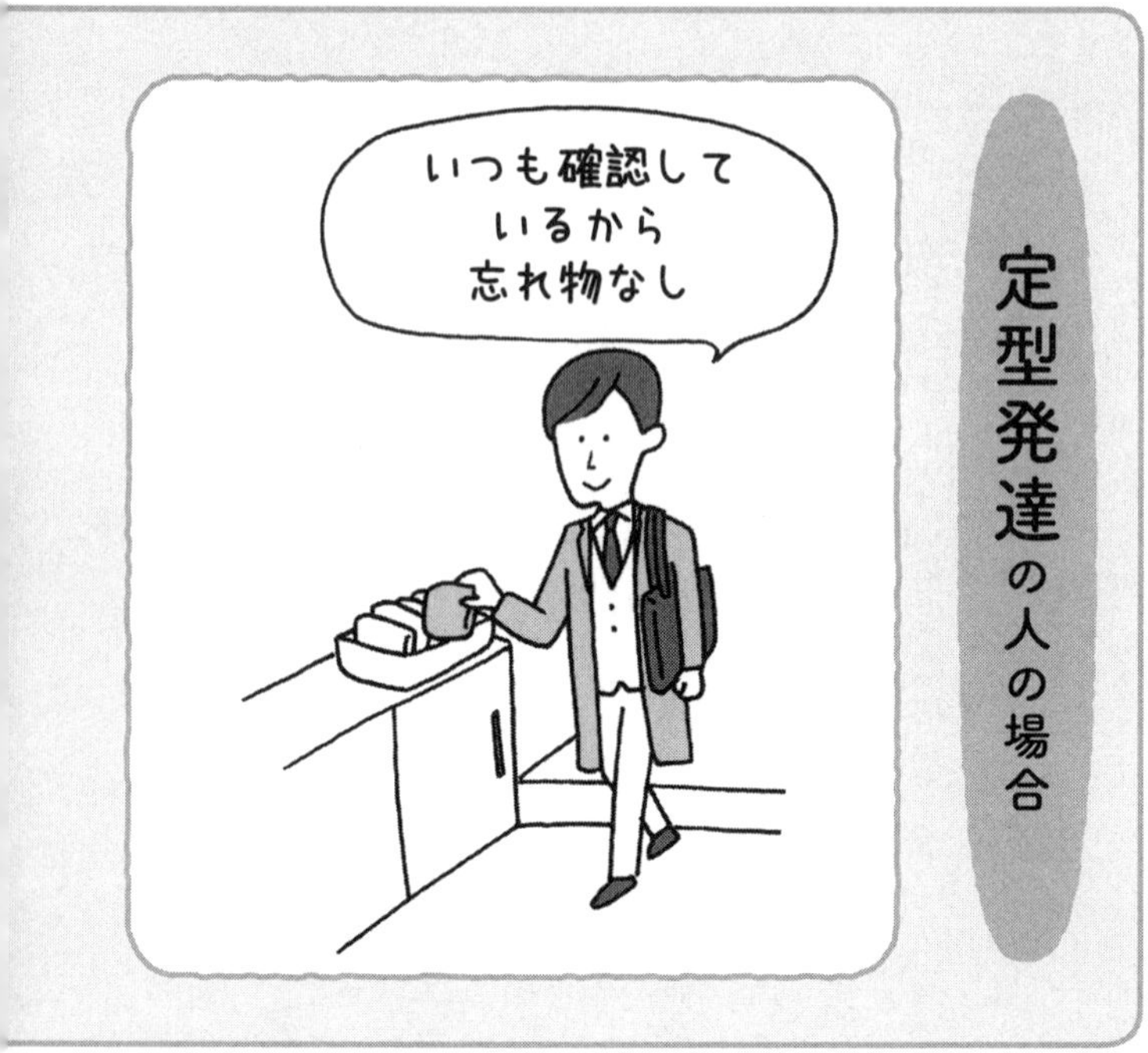
定型発達の人の場合
いつも確認しているから忘れ物なし

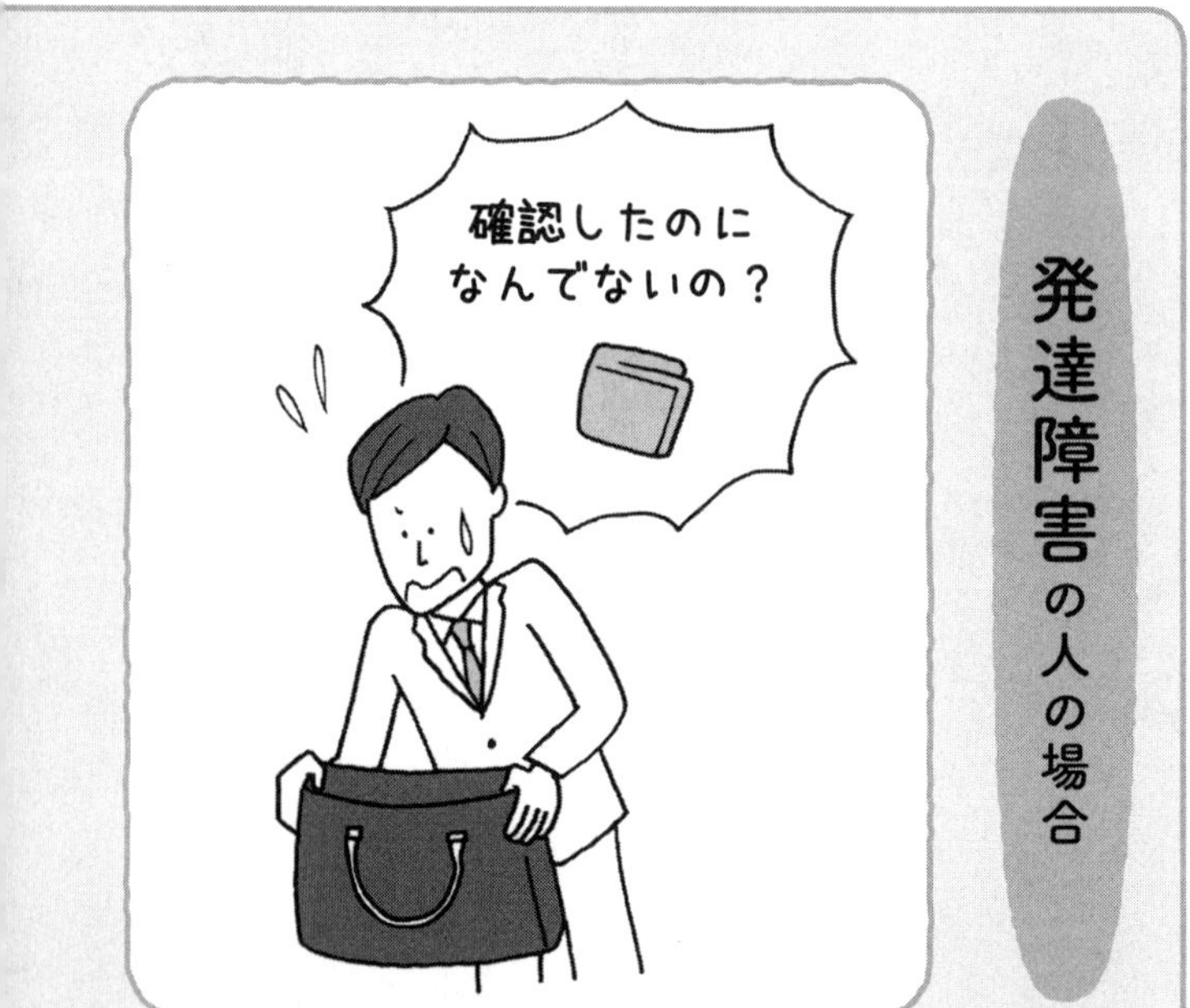
発達障害の人の場合
確認したのになんでないの？

発達障害の人の特徴としてよく解説されている忘れ物ですが、定型発達の人であれば忘れ物をしないというわけではありません。気になることがあったり、出がけに突発的なことが起きれば、つい忘れ物をしてしまうこともあります。

しかし、毎日の通勤に必要なものならば、なにを持っていけばいいのか、部屋のどこになにがあるかを把握しているので、きっちり用意しなくても支障はほとんどありません。

自分は忘れ物が多いのではないか、病気ではないか、とカウンセリングに来る心配性の定型発達の人がたまにいますが、1ヶ月ほど日記をつけてもらうと、月に1回か2回しか忘れ物をしておらず、忘れ物の頻度としては通常の範囲内だったということがほとんどです。

ADHDの人は、子どものころから忘れ物が多いと注意されてきたのではないでしょうか。買い物をしたら、おつり、財布、買った物をすべて忘れてしまったり、ときにはランドセルを丸ごと忘れて登校してしまうこともあります。

用事をすぐに忘れるので、メモを残そうとしますが、そのメモをどこに置いたか忘れてしまうのも症状のひとつ。

思いつきで行動してしまう、注意がすぐに逸れる、落ち着きがないという言葉が当てはまるのは、多動/衝動性優勢型のADHDの人で、忘れ物やうっかりミスが多いといえます。さらに、物静かなタイプである不注意優勢型のADHDの人も、忘れ物や落とし物が多い傾向があり、部屋が片づけられない、遅刻が多いなどの特徴もあります。

「合い言葉」と「持ち物点検」で忘れ物は激減する

症状をやわらげるためには

ＡＤＨＤ傾向のある人は、小学校時代から忘れ物が多くて、親や教師に何度も怒られる経験をしていることが多いでしょう。そのために、自分に自信が持てなくなっていき、「自分はダメ人間だ」と、自己評価を下げていってしまいます。

自己評価が下がった状態の発達障害の人は、人からの評価が非常に気になってしまい、自尊心を持てない状態のまま、周囲からよくない評価を受けると、うつになってしまったり、仕事への積極性が持てずに引きこもりになってしまうこともあります。

忘れ物は個人の気質によるところが大きいのですが、発達障害の人の場合、「忘れ物をしないやり方を教わったことがない」「対策を思いつくことができない」という人が多く、当人のせいだけではないことを周囲も理解することが必要となってきます。

では、忘れ物をするのは仕方ないことなのかというと、そうではなく、ほとんど目立たなくなるぐらいまで改善することが可能です。

そのカギとなるのは「構造化」。発達障害の人は、「できないのは自分のせい」と自分に原因を求めますが、忘れ物をしないように外部環境を変えてしまえば、忘れ物を激減させることができるのです。

構造化にはいろいろやり方がありますが、会社に毎日持っていくものなのに、つい忘れてしまうという場合は、「合い言葉」と「持ち物点検」が有効です。

合い言葉のやり方は、必ず必要になるものの頭文字を呪文《じゅもん》のようにして唱えます。スマホ、ハンカチ、ノートパソコン、Suicaであれば、玄関ドアを開ける前に「スハノス」と唱えて確認をするだけ。持ち物点検は、玄関に毎日持っていくものを紙に書いて貼っておき、出かける前に必ず持っているかをチェックします。

大事なのは、忘れ物をしなかったら自分に報酬を与えること。甘い物が好きだったら、好きなときに食べていたのをやめ、忘れ物をしなかったときだけ食べられるようにすると、自分でも驚くぐらいに忘れ物が減ります。

Part 2

5

予定

直前に予定が変わるとキレそうになります

定型発達の人の場合

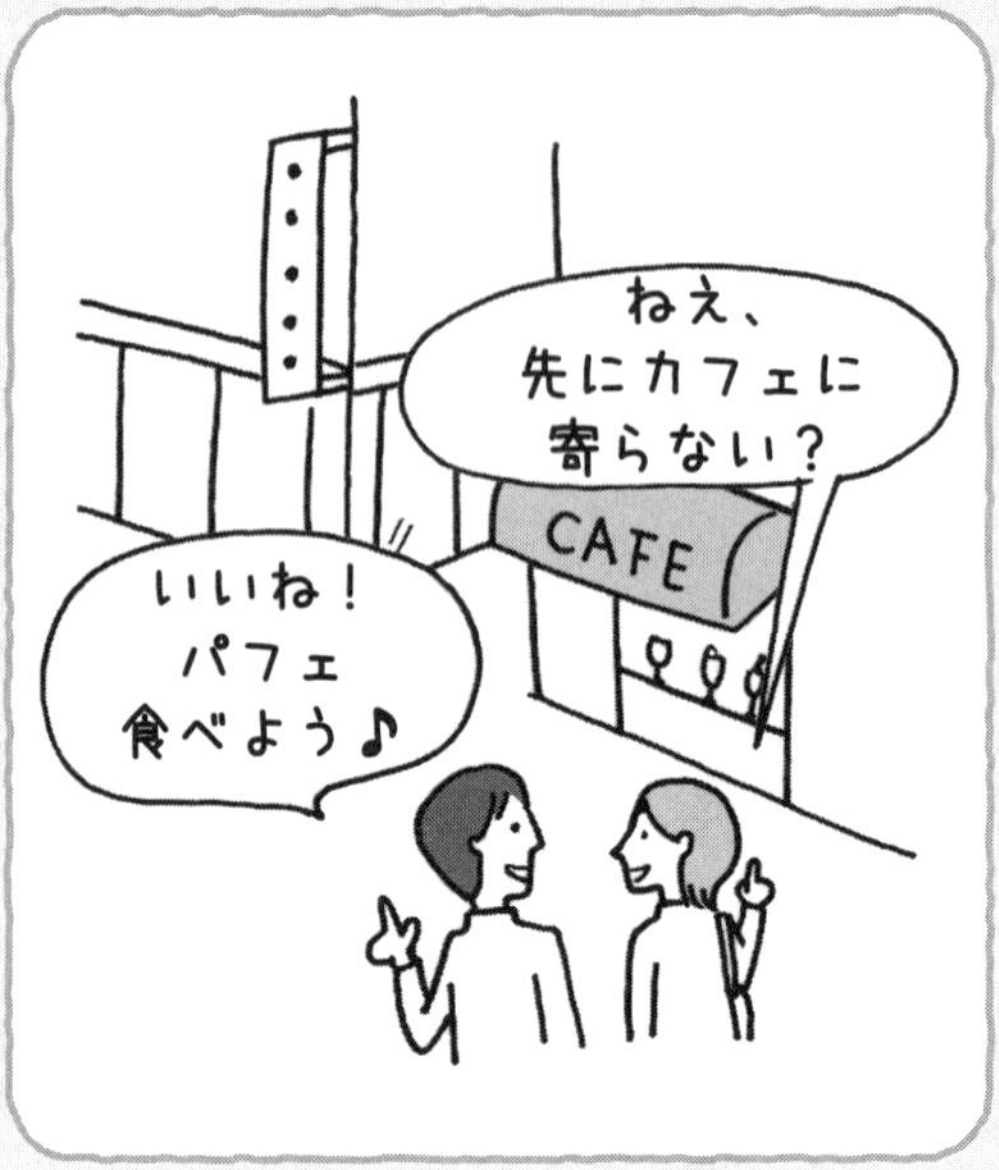
ねえ、
先にカフェに
寄らない？
CAFE
いいね！
パフェ
食べよう♪

発達障害の人の場合

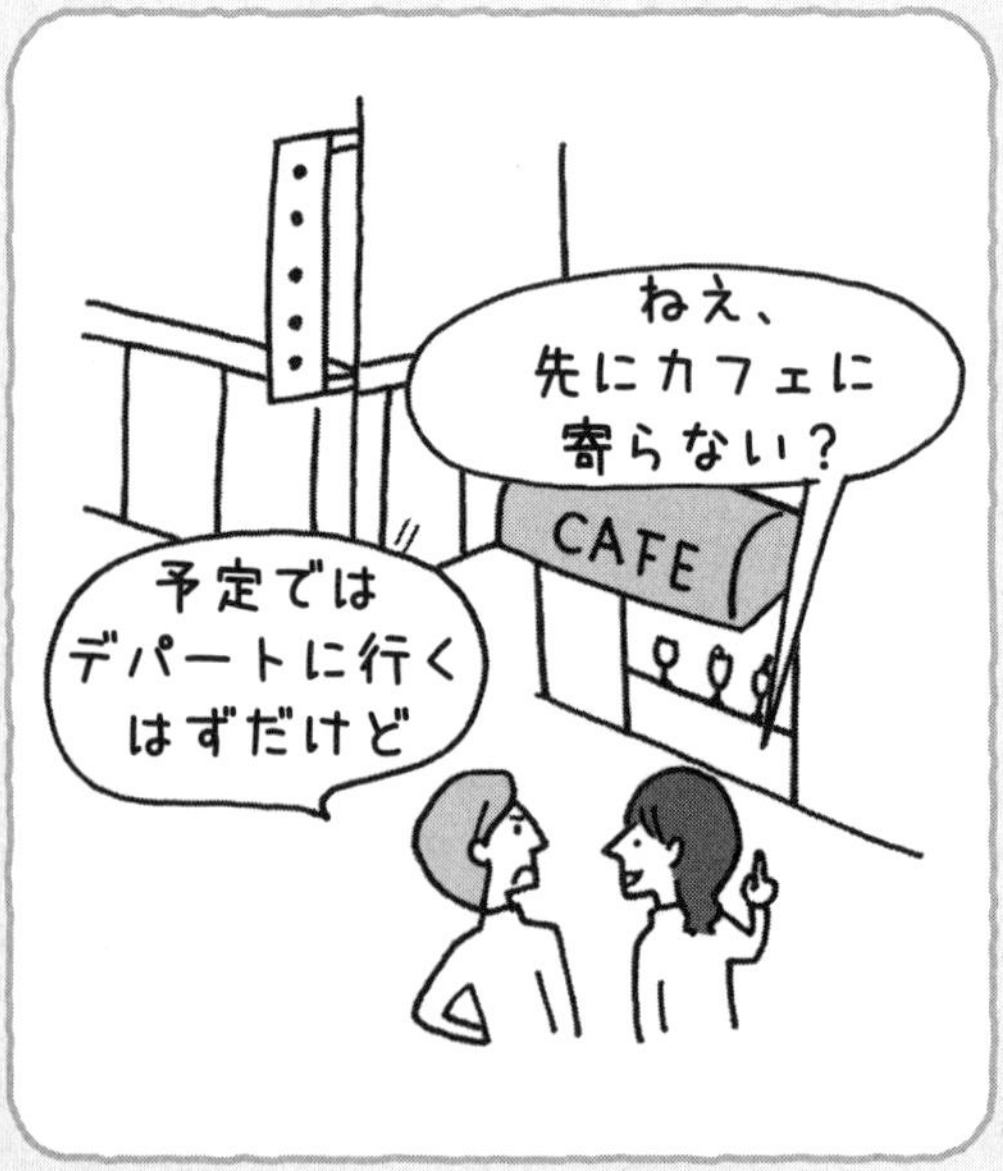
ねえ、
先にカフェに
寄らない？
CAFE
予定では
デパートに行く
はずだけど

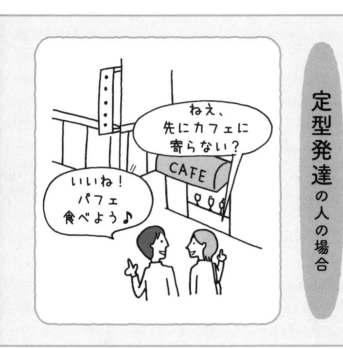

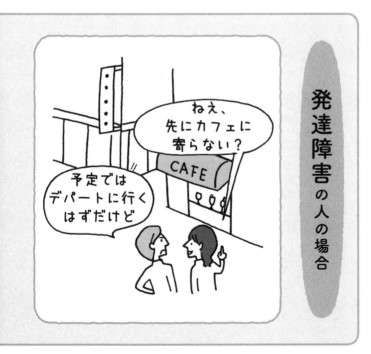

デートをしていて、予定がくるくる変わるということはよくあること。とくに女性ならば移り気は仕方ないと、相手の気分に合わせて柔軟に予定を変更していけるのが定型発達の男性です。

「女性とは複数のことを同時に考える生き物だ」「デートで予定変更はよくあること、仕事でもないし気楽に楽しもう」「そろそろ相手もお腹《なか》が空いている時間だ」など、相手の気持ちを想像して、状況を判断する能力を無意識に発揮しており、未来予測も予定変更も苦になることはありません。

女性の定型発達の人も場合も同様に、「デートであれば、よほどのわがままを言わないかぎり、相手を振り回しても、予定変更を急にしてもかまわない」という判断のもとに行動をしています。

人の言葉の意図がうまく読み取れなかったり、相手の気持ちが考えられないという特性を持つ発達障害の人は、未来を想像することがとても苦手で、予定外の行動に対して大きな不安を覚えてしまいます。

また、過剰な防衛本能を持っており、たとえばデパートに行くと決めたら、そこにまっすぐに向かわないと安全が保たれない、なにかトラブルが起きるのではないかという恐怖を感じています。

突発的な予定変更が生じると、混乱してパニックになることがあり、耳をふさいでしゃがみ込んでしまったり、怒って怒鳴りつけることもあります。こうした行動はもちろん意図的ではありません。わがままや駄々をこねているわけではないので、周囲の理解が必要となります。

予定変更は当然起きるものだという認識を持つ

症状をやわらげるためには

太古の昔、狩りと採取で暮らしていたころの人間は、住居なども十分ではなく、他の動物に襲われる危険と隣り合わせで生活をしていました。他部族の襲撃や動物の襲来、気象の急激な変化など予想外の出来事は死に直結していたため、突発的な出来事に恐怖を覚えていたころの防衛本能は未だに人間に残っていると考えられています。その恐怖を現在も過剰に持ち続けているともいえるのが、アスペルガー症候群の人です。

誰でも初対面の人に会うときや初体験は緊張します。しかし、アスペルガー症候群の人の場合、緊張しすぎて倒れてしまうほど不安を感じたり、強い恐怖にとらわれる傾向があります。そのため、急に予定が変わることを「未知の世界に連れて行かれるほどの恐怖」と捉え、パニックになってしまったり、恐怖を隠すために怒鳴ってしまったり、不機嫌になってしまうのです。

ある程度の共感性を持っていたり、時間はかかっても自分を振り返る力があれば、自分が過剰に反応したということに気づきます。しかし、少し重い症状のアスペルガー症候群の人の場合、最初に決めたことを「守る」のが絶対に正義だと思い込んでいるため、コロコロ予定を変える人間は叱《しか》りつけて当然だと信じ込んでいることもあります。

この行動を変えていくためには、まず、予定変更にパニックになってしまう自分、ありえないほど怒りだしてしまう自分がいるという自覚をしてもらうことです。そして、予定を変更したぐらいで、これまで自分が死ぬような目にあったことがあるのかを思い出してもらいます。大概そういう場面に遭遇したことはないと思うので、恐怖を感じる必要がないことを、まずは頭で納得してもらいます。

対策としては、第三者にサプライズで予定変更をしてもらって、徐々に慣れていく方法があります。その場合、いくら自分がキレて怒鳴っても、相手には無視してもらうこと。ここで無視してもらわないと、キレると状況を変えられると自分で無意識に学習してしまいます。

Part 2

6

謝罪1

素直に「ごめんなさい」ってどうしても言えない

定型発達の人の場合

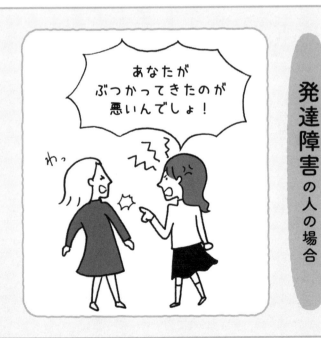

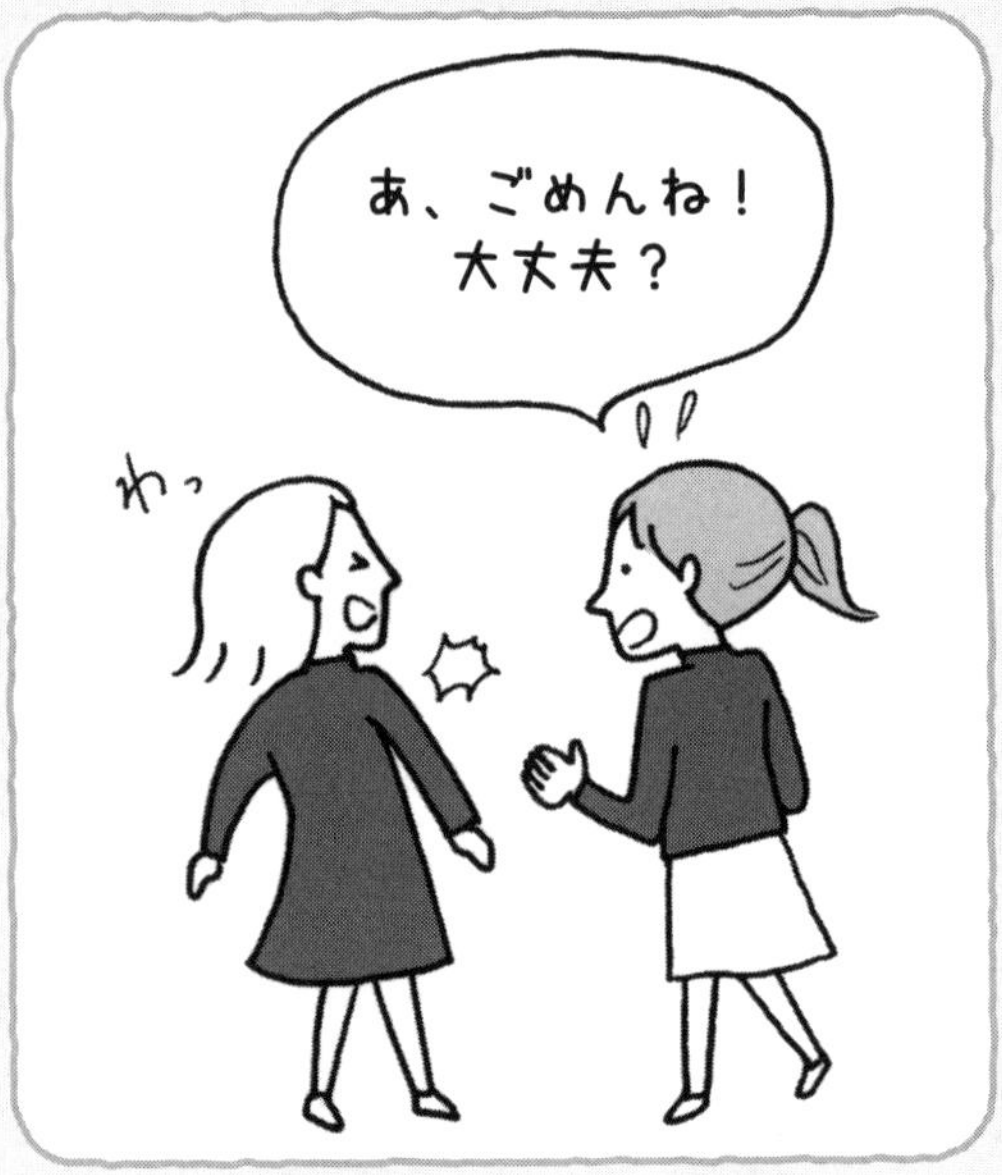
あ、ごめんね！
大丈夫？
わっ

発達障害の人の場合

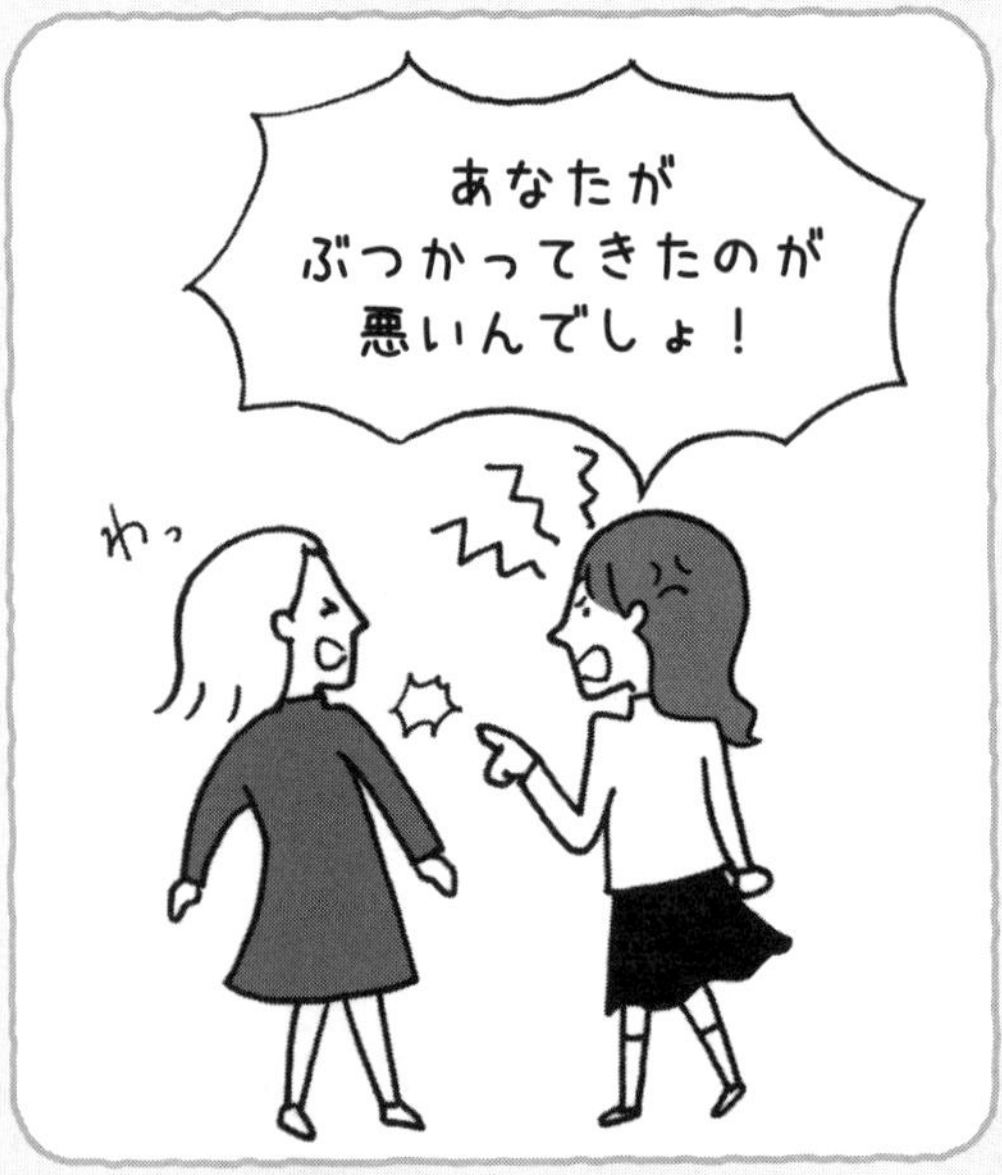
あなたが
ぶつかってきたのが
悪いんでしょ！
わっ

普通に考えて、謝罪をしなくてはいけないケースは、「悪いことをした場合」「迷惑をかけた場合」が考えられます。

さらに、「相手が怒った場合」「相手が傷ついた場合」という、自分では気づかないうちに相手の心を傷つけてしまったときも、定型発達の人であれば、心から謝ることができるでしょう。

明らかに自分に非があれば、もちろん素直にすぐ謝るのは当然です。さらに、相手の怒りや落胆、悲しみなどの感情に対しても、慰撫《いぶ》するという意味合いで謝罪が使われることがあります。

これは反省や贖罪《しょくざい》を伴わない、社交マナーとして定着している謝罪の一スタイルといえます。

そもそも、発達障害の人は、他人の感情を考えて行動することが苦手なため、よく人を怒らせてしまいます。正直にものを言うことが正義だと思っているので、「あなたの顔は中の下ぐらいですね」など失礼なことを平気で口にしてしまい、相手が怒っても謝りません。

なぜ謝れないのでしょうか。たとえばアスペルガー症候群の人は、相手の自分に対する怒りについて、独断で「正当なのか不当なのか」の価値判断をしてしまうことが挙げられます。そこで自分は悪くない、相手の怒りは不当であると判断したら、頑として謝りません。自分は悪くない、正しいことを言っていると信じているため、なぜ怒られるのかと腹立たしくなり、逆ギレを起こしてしまうこともしばしばあります。

謝れない原因は複数あることを知る

症状をやわらげるためには

自分が負けるような気がしてすぐに謝れない、という傾向は、発達障害の人でなくても誰もが持つ感情です。ただ、勝ち負けの判断基準に異常にこだわってしまい、明らかに悪いことをしても謝らないどころか、逆ギレをすることがあります。

また、アスペルガーの症状が強く出ている場合、「記憶のすりかえ」が起こることもあります。たとえばアスペルガー症候群の人が相手に怒って、いきなりコップに入った水をかけてしまうとします。当然かけられた人は怒ります。しかし、次の瞬間、「なぜ怒っているんですか？　私はなにもしていませんが」とキョトンとする、というようなウソのような状況が起きることがあるのです。

たとえ記憶力が高くても、この記憶のすりかえが起きてしまう人がいます。相手を怒らせて謝るべきときに、詭弁《きべん》ではなく、心から「自分はそんな行為をまったくしていない」と主張している場合、この症状を疑う必要があります。

また、謝れない人は、謝りたくないために派手に逆ギレをするので、周囲はその場を収めるためにフォローしたり、ご機嫌をとったりします。その結果、本人は、逆ギレをすることが正しいことだという誤った認識を強化していってしまうのです。

このように勝ち負けにこだわったり、記憶のすりかえの傾向があると周囲が気づいたら、まずは、その場面を動画撮影して本人に見せ、自己認識をしてもらうことからはじめないといけません。

謝らなくても周囲が許してくれるので、本人が気づくきっかけとなる大きな失敗を経験していない場合が多く、これを改善していくには第三者の手助けが必須です。家族や友達、勤務先の同僚などに協力してもらったり、自分とは違う考えを取り入れるという意味で、発達障害の解説本を複数読むこともおすすめします。

できれば、自己認識を深めるためには、専門の医師やカウンセラーなどにコーチングしてもらうのが理想でしょう。

Part 2

7

謝罪2

いつも「すみません」ばかり言ってしまう

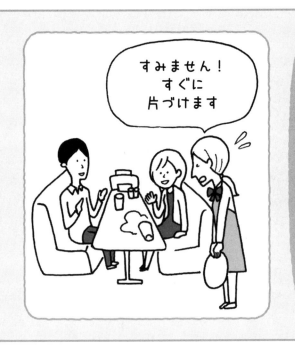

定型発達の人の場合

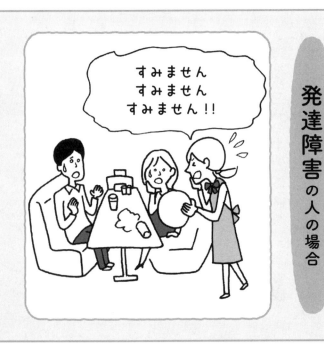

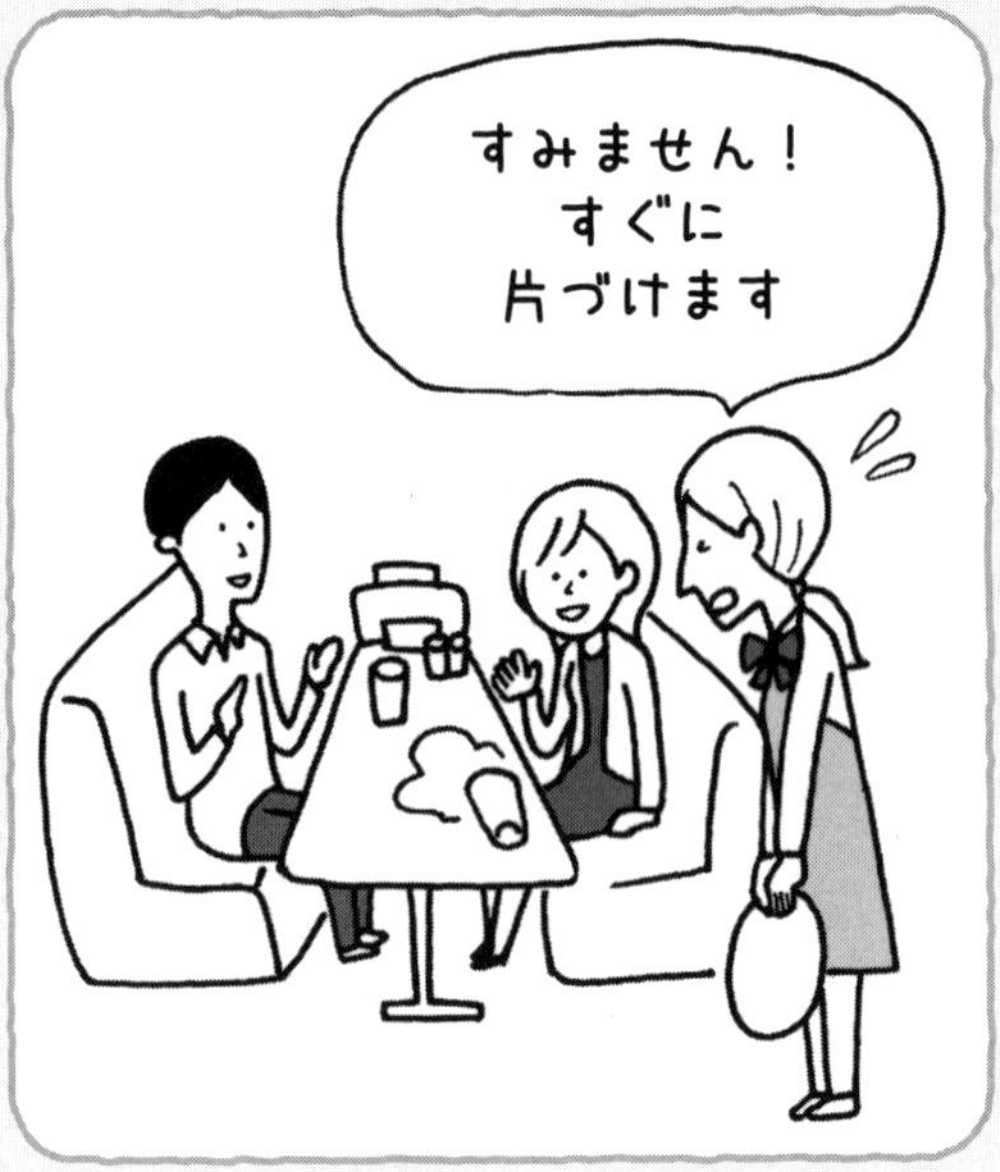

発達障害の人の場合

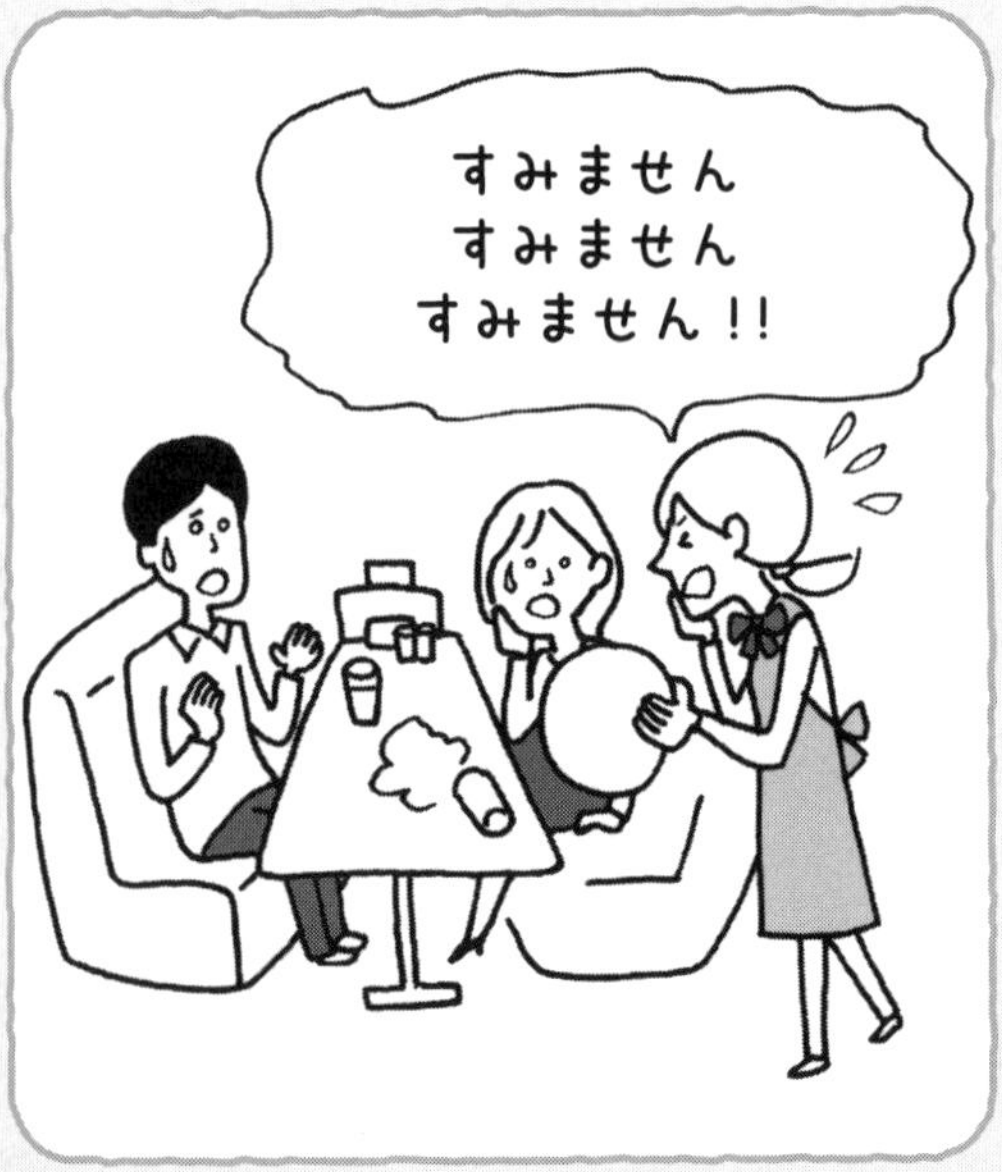

いつもすみません、ごめんなさいと謝ってばかりいる人、「すみませんが」と、話しはじめに謝罪の言葉をつけてしまう人は、とくに日本社会ではよく見るタイプです。周囲から見ると、「この人謝ってばかりいる」と不思議に思われていたり、どんなことでも謝ってばかりいる人には、くどさを感じたり、疲れてしまうことがあります。

定型発達の人でも、いつも謝らないではいられない心理状態にある人がいます。原因はいくつかあり、小さいころから親に認めてもらえず、否定ばかりされて育ったために自己評価が低くなっているケースや、過去の大きなミスや失敗が尾を引いており、自分だダメだと思い込んでいるケース、単純に口グセになっているケースなどさまざまです。

「すみません」を常套句《じょうとうく》にしているのは定型発達の人にも見られますが、発達障害の人の場合、生きていること自体に申し訳なさを感じてしまうほどに、自己評価が低いということがいえます。

同時に劣等感も強く持っており、たとえば先生が友達を叱っているのを見ただけで「自分がダメ人間だから友達が怒られてしまったのでは」という思い込みが起きて、まったく関係ないシチュエーションであるにもかかわらず「先生ごめんなさい」と泣きだしてしまうこともあります。

謝るという行為も度を過ぎてしまうと自傷行為になるため、どんな場面でも謝り続けていると、心も体も疲弊してストレスが溜まり、二次障害的にうつを発症することもあります。

謝りたいという欲求を抑えるために

症状をやわらげるためには

そもそも日本人は、意味もなく罪悪感を感じている人が多いようです。そのせいか、不倫をしたからと謝罪会見を開かせたり、電車が1分遅れただけで車掌が謝罪をしたり、賞味期限が数時間切れていただけでお詫《わ》びをするという、よく考えたらどうでもいいことで謝罪をしたがっているとしか思えない事例がたくさんあります。

日本人がこれだけ意味のない謝罪をしたがる理由は、神経症的な自尊心を持っているからともいえます。「繊細で傷つきやすい自分を大事に扱ってもらいたい、だからこちらも最大限に気を使います」ということの表れです。日本人が誇る「おもてなし」がもっともいい例ですが、病的といえるほど微に入り細に入りお客様をもてなすのは、他人へのやさしさからではなく、神経症的な自尊心、罪悪感からの行動であると僕は思っています。

発達障害の人の場合、受け身型のアスペルガーと不注意優勢型のADHDに謝り続けるタイプが多く、「こんな無価値な私がこの場にいてごめんなさい」と強く劣等感や罪悪感を抱いています。そして、「すみません」と謝ることで瞬間的に罪悪感を和らげ、気分を軽くすることができるため、何度も発言してしまうのです。蚊に刺された後に、掻《か》いてはいけないと分かっていてもつい掻いてしまうのは、瞬間的にかゆみが和らいで気持ちがいいから、というのと同じ原理です。

罪悪感を薄くしていくには、「アクト」と呼ばれる心理療法を応用します。やり方は、「罪悪感が登場」と、何度も何度も口に出して唱えます。大きな声で言うとより効果があります。とにかくひたすらこれを機械的に唱えていると、ある時点で言葉がゲシュタルト崩壊し、無意味化します。

こうなると、そう思っていた感情も無意味化し、罪悪感を感じていたこと自体が自分にとって無駄なことだったのではないか、という認識の変化が生まれます。気をつけなければいけないのは、少し言っただけでやめてしまうことです。逆に無意味化したいことが強化されてしまいます。

Part 2

8

本音と建前

本音と建前ってなにが違うの？

定型発達の人の場合

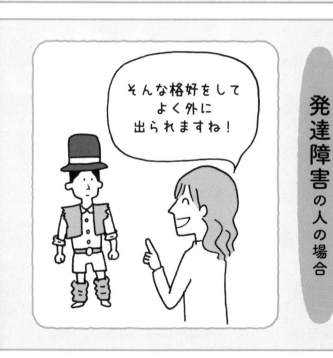

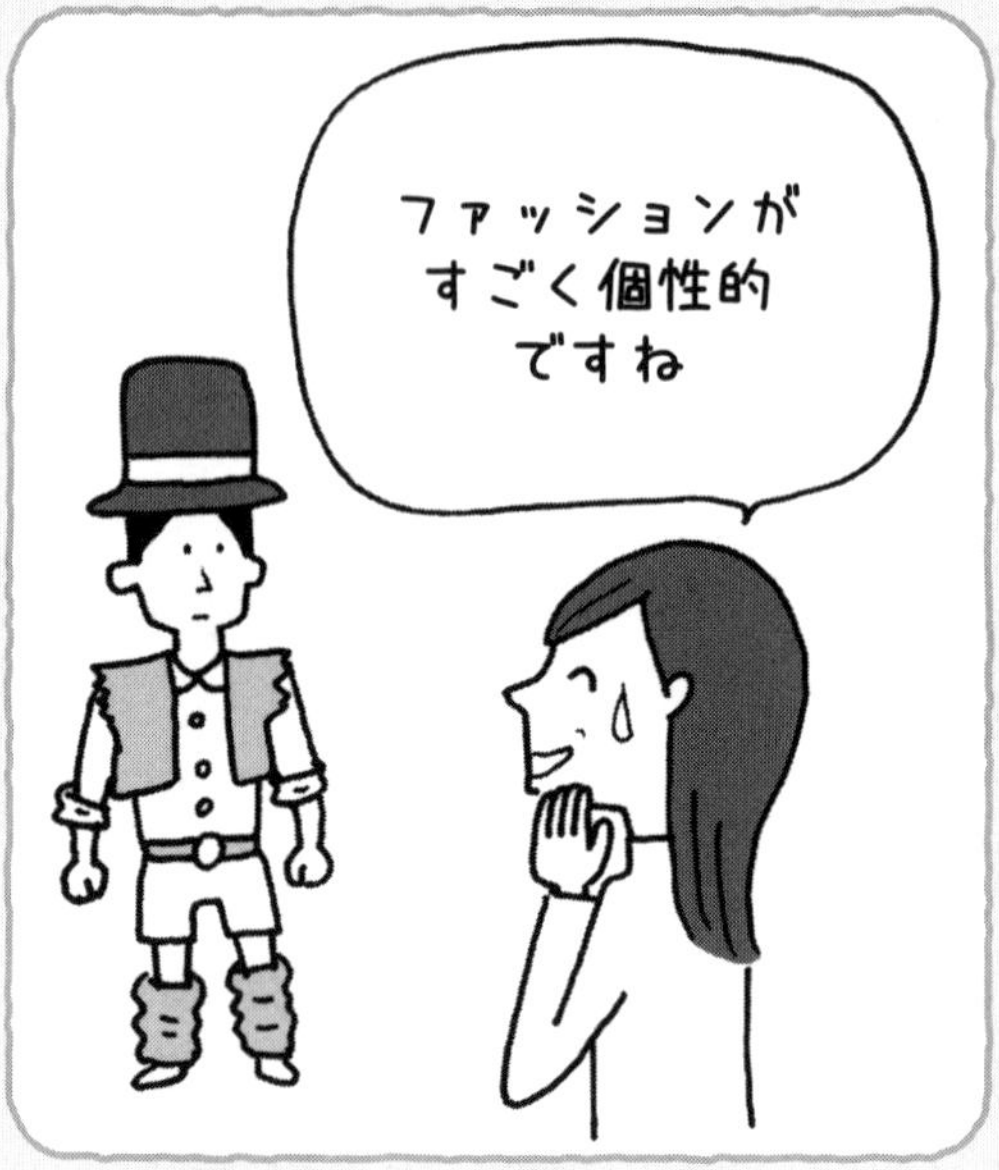
ファッションが
すごく個性的
ですね

発達障害の人の場合

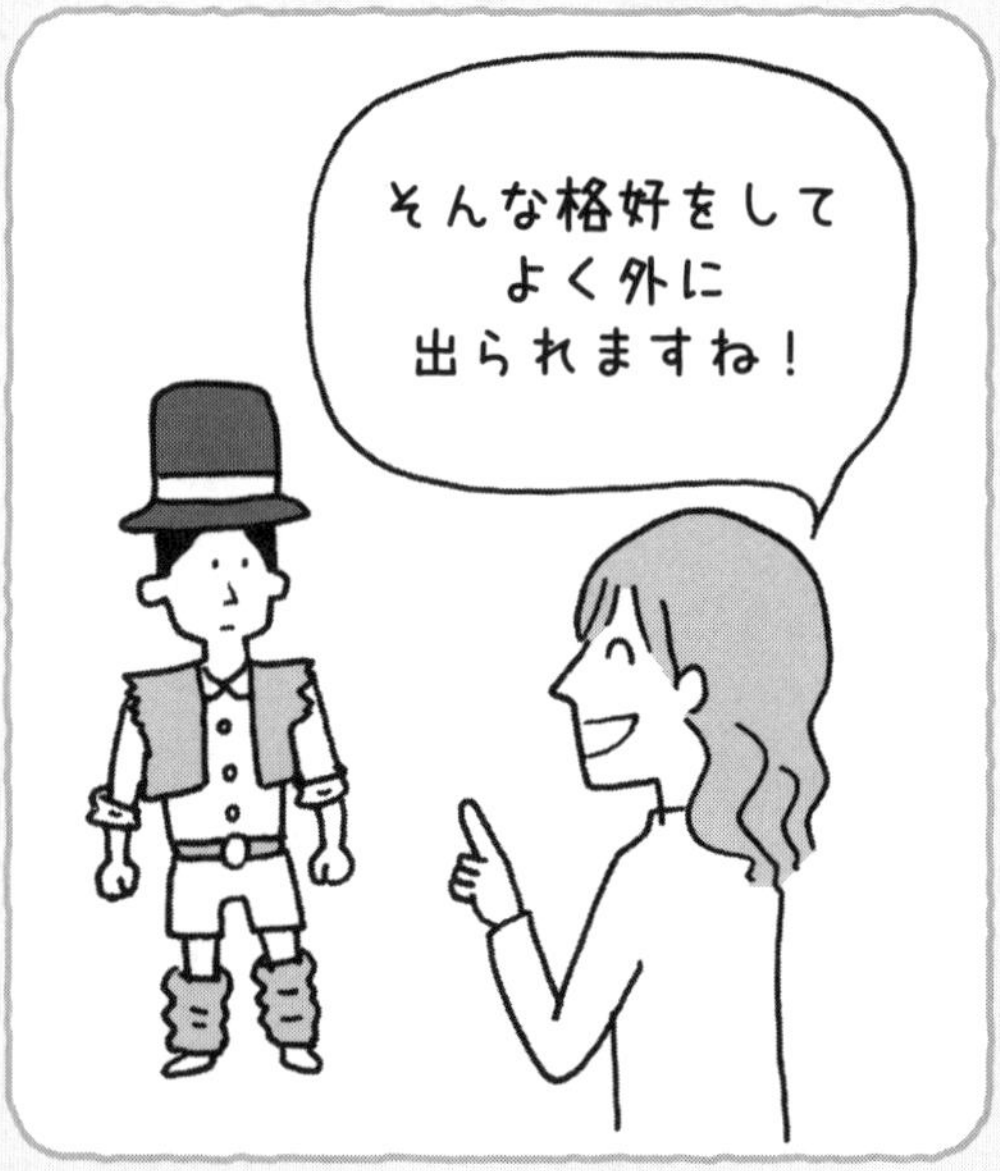
そんな格好をして
よく外に
出られますね！

日本は本音と建て前の社会だとよく言われます。本音を隠し、建前をうまく使いこなせないと、ビジネスシーンはもちろん、プライベートの人間関係もうまくいかなくなることが多いでしょう。

定型発達の人は、この本音と建て前を、成長する上でなんとなく身につけていることが多く、なにかを断るときには「NO」とはっきり言うのではなく、「検討します」「もう一度考えてみます」などと婉曲に言うことができ、相手にやんわりと本音を伝えることができます。

とはいえ、定型発達の日本人でも本音と建て前を使いこなせている人ばかりというわけではなく、本音を隠していたためにストレスが溜まってトラブルになったり、言った言わないの論争になってしまうこともあります。

前項でも書いた通り、発達障害の人は、社会性やコミュニケーション、想像力に困難なところが見られる場合が多く、本音と建て前を見極めることが非常に難しいと言わざるをえません。

また、認知そのものにも問題があり、本音をはっきりと伝えた方が相手のためだという信念を持ってしまうことがあります。そのため、相手が気にしているかもしれない身体的特徴を「あなたの足は短いですね」とズバリと言ってしまい、トラブルになることも。

建前を言う自分を負けだと思い込むこともあれば、建前で生きることは人間として間違っている行動である、という独善的な哲学を堅く信じ込んでいるケースも見られます。

必要なのは、「本音」と「建て前」の自前マニュアル

症状をやわらげるためには

定型発達の人であれば、相手が傷つきそうな言葉を言わないようにする配慮ができますが、とくにアスペルガー症候群の人の場合、相手を傷つけるつもりも悪気もない状態で、心に浮かんだ「本当のこと」をズバリと口に出してしまう傾向があります。そのため、空気が読めないKYだと言われてしまうこともあります。

この「本当のこと」という認識もやっかいです。髪型を変えてきた友人に、自分だけの判断で「それ変だよ」と言ってしまえば、相手は心底傷つくでしょう。自分が考える「本当のこと」とは、ただの独断と偏見だということにまったく気づけないことが、コミュニケーションを妨げている原因のひとつといえます。

逆に、ぎこちないほど建前だけの態度をとってしまう人もいます。本音を明かしたら

嫌われる、自分だけが損をすると思い込んでいて、これもコミュニケーションに支障をきたしてしまいます。

まずは、自分のことをズバリと指摘されたらどんな気分になるのかを、第三者の手を借りて実験してみましょう。髪を切った日に、あえて「その髪型は似合わない」と言ってもらうのです。そう言われると事前に知っていても、打たれ弱く敏感なアスペルガー症候群の人は、大きな衝撃を味わうことになります。

本音をあけすけに伝えると、そういう心理状態を引き起こすのだということを知れば、自ずと建前を使うことを意識するでしょう。

発達障害の人の場合、練習なしに本音と建て前を見分けることは無理なので、ひとつひとつのシチュエーションに合わせて地道にマニュアルを作ることが必要です。本音と建て前を題材にしたビジネス書などを読んだり、本音と建て前を使い分けている人の言動を記録するなど、とにかく自分なりのマニュアルを溜め込み、覚えていきます。

こうした意識的な勉強を続けられれば、無意識に本音と建て前を使い分けている人よりも能力が上回ることも十分考えられるのです。

Part 2

9

正義感

ルールを守らない人を見るとすごくイライラする

定型発達の人の場合

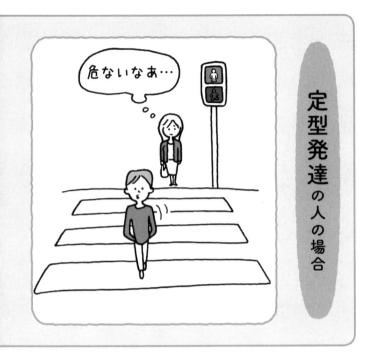

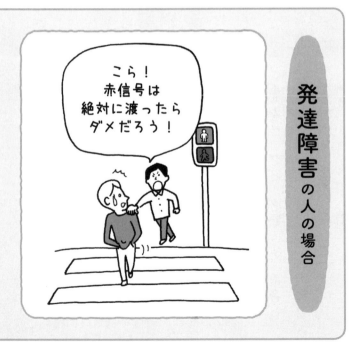

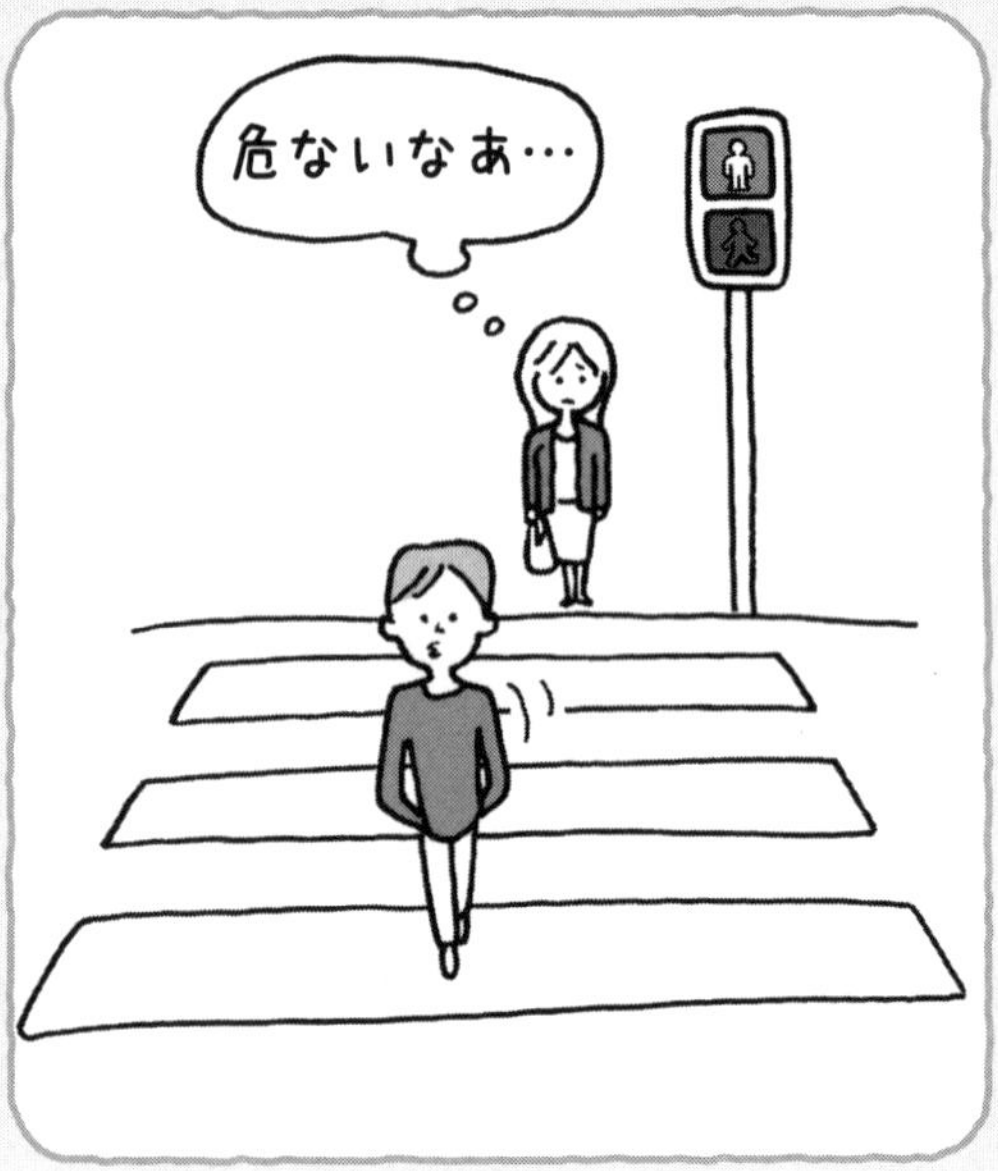
危ないなあ…

発達障害の人の場合

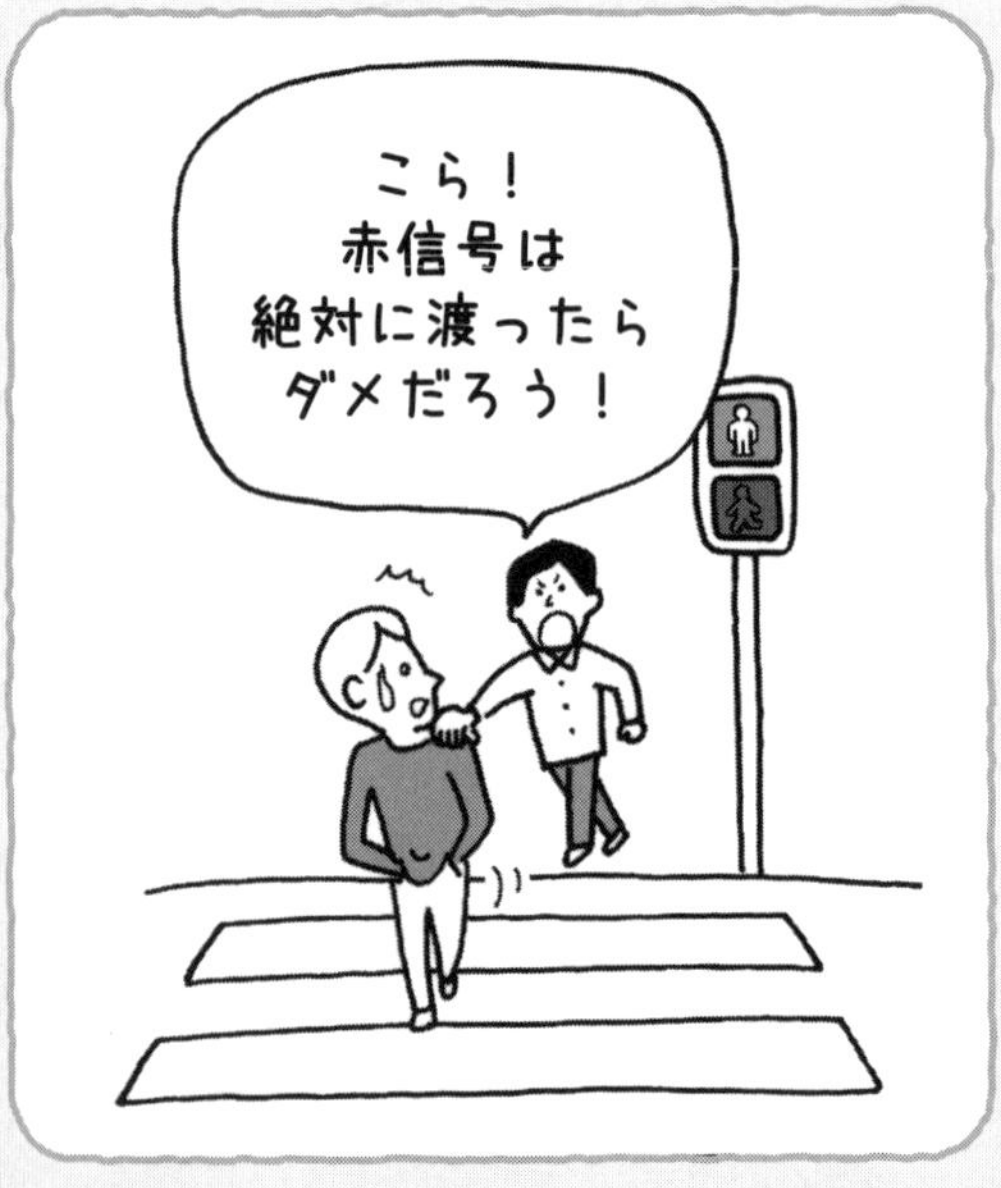
こら！
赤信号は
絶対に渡ったら
ダメだろう！

定型発達の人の場合であれば、成長していく上で、正論が必ずしも正解というわけではないことを肌で感じるようになります。また、ルールは社会や人間関係をスムーズにするもので、ルールありきではないことも知っています。

たとえば交通のルールは法律で定められています。違反すれば罰則を受け、基本的には例外はありません。しかし、人通りの極端に少ない過疎地の道路であれば、信号機のついた横断歩道をわざわざ渡る人は少ないのではないでしょうか。しっかり安全を確認していれば、横断歩道でないところを歩くのも、信号を無視するのも自己責任の範囲内となります。このように、ルールは遵守すべきものだが、ときに自己判断を優先させることもできると、柔軟に捉えています。

とくにアスペルガー症候群の人に見られるのが、社会正義やルールの絶対遵守という特性です。ルールに則《のっと》って行動すれば予定の急な変更などの変化が避けられるため、一度覚えたルールを厳格に守ろうとします。自分だけのマイルール、法律やコミュニティの決め事などを遵守し、さらに他人にも従うことを強制してしまいます。

ルールを守らなくてはいけないという思い込みも強く、守らない人を見ると相手の人格を否定するほど攻撃的になることもあります。結果的に、仕事仲間に疎まれてしまったりと、人間関係がこじれることも多くなります。

自分で決めた厳しいルールを自分で破ってしまったときには、混乱してパニックになることがあります。

全員が絶対に守らなければいけないルールは存在しない

症状をやわらげるためには

自分が信じるルールに絶対的な自信があり、また、社会的なルールを守りたいという正義感が人並み外れて強いのが、発達障害の人の中でもとくにアスペルガー症候群の人に多い特徴といえます。

ルールを守るという行為には、アスペルガー症候群に特有の「強いこだわり」が表れており、他の人がルールを破るところを見かけると、どんな状況でも注意をしに行ってしまうこともあります。

とくに、社会的なルールの場合、全員が守って当たり前という思い込みがあり、逸脱した人を見て、必要以上の怒りとストレスを抱えてしまいます。

僕のところに来た人で、「世の中の理不尽に耐えられない」という怒りを持った男性がいました。彼は発達障害と診断を受けていながら、「そんな概念は信じない」と頑《かたく》なに自分の特性を認めませんでした。そして、社会正義を守れない人にとくに怒りを感じるらしく、「脱税などは、権力があれば見逃される。法や倫理に反した行いを不問に付すことが許せない」と、国や政治に対しての不満を述べていました。

彼は自分が守りたいルールを全員が守らないことに憤りを感じていて、その憤った感情にのみ込まれてさらに怒るという負の感情のループに陥っていました。怒りで自分を見失っている状態でしたが、社会状況を的確に捉えているようなので、知的水準は低くないはずです。まずはメタ認知を上げるために、発達障害の症状や特徴をとことんまで論理的に説明しました。

何度目かに来たとき、やっと怒りが落ち着いてきたのを見計らって、強い正義感やそれに伴う怒りが出てきたときは、認知の狭窄《きょうさく》、偏りが起きていることを説明。そして、その状態になったときには、自分がなにに怒っているのかを自分で問い詰め、ノートに書いてもらいました。すると、毎回答えにつまることから、自分の怒りに論拠がないことを理解できるようになり、現在では怒りで我を忘れる前に、内省して軌道修正ができるようになりました。

Part 2

10

感じ方1　怒り

相手がなんで怒っているのかわからない

定型発達の人の場合

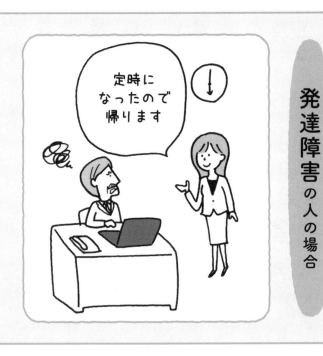

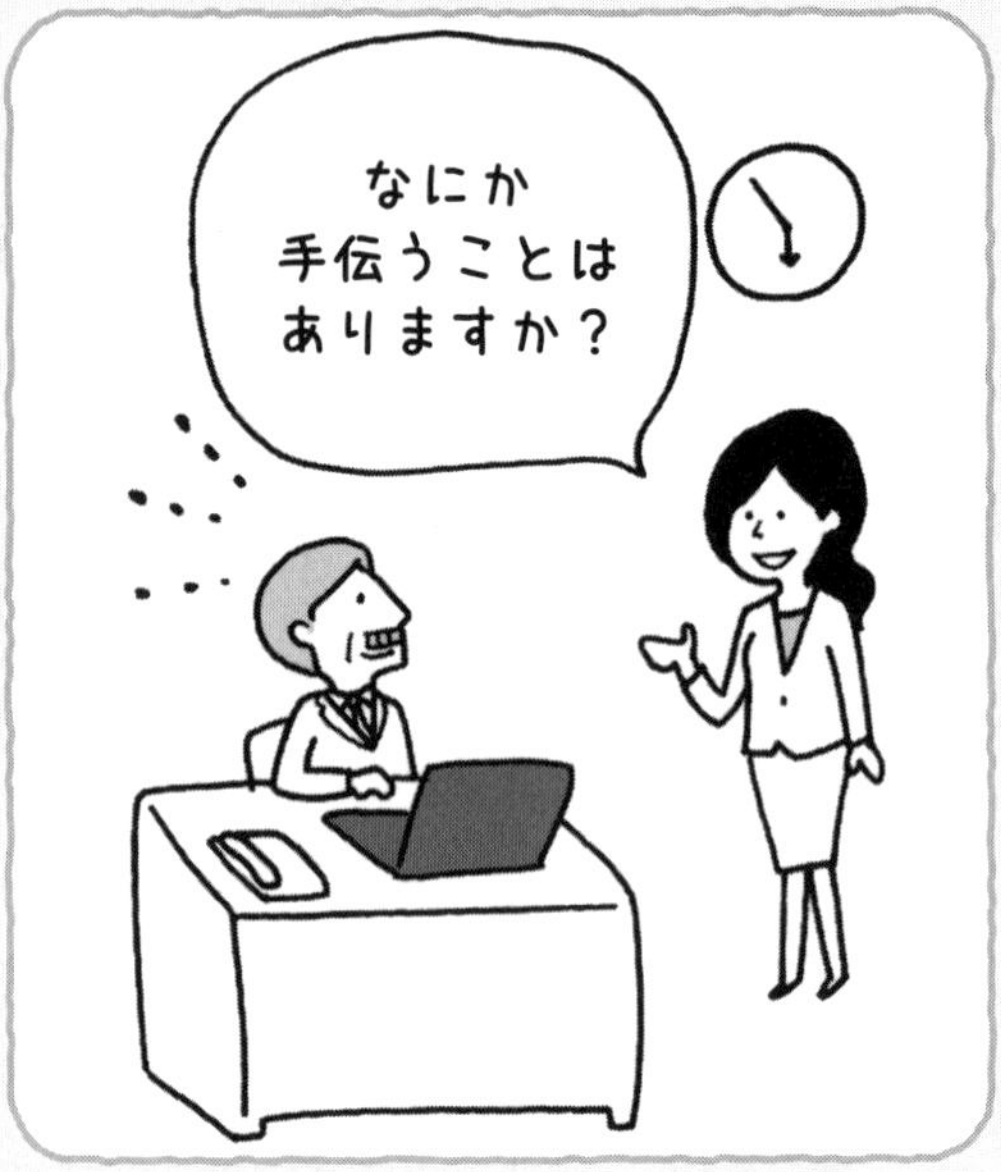
なにか
手伝うことは
ありますか？

発達障害の人の場合

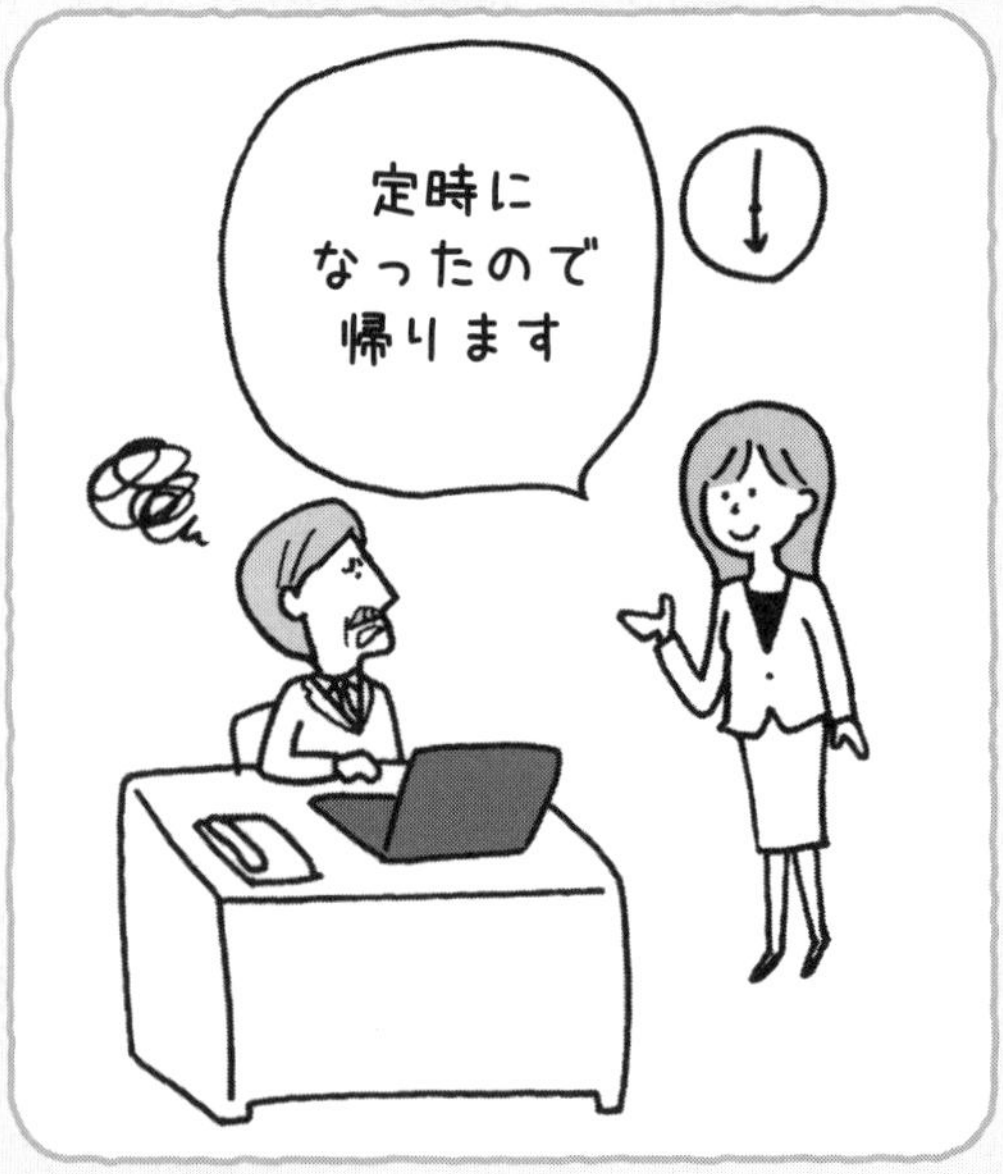
定時に
なったので
帰ります

定型発達の人でも、明らかに自分がミスをしてしまったという場合でない限り、相手を怒らせてしまった理由がすべて分かっているというわけでは、もちろんありません。

人を怒らせてしまうこともありますが、怒らせたことに対して、なぜ怒ったのかを聞いて謝ったりするなど、そのときの状況と相手の気持ちを考えて対処することができます。

また、周囲の人と付き合う中で、家族や友達、同僚、上司の怒りのポイントをわきまえており、人間関係に波風を立てないように行動することも、定型発達の人であれば、さほど苦労なくできているといえます。ただし、何事にも例外はあり、定型発達の人であっても怒らせやすい人ももちろんいます。

コミュニケーション一般が得意でないという特性から、人を怒らせることも多い発達障害の人には、怒らせるきっかけの行動や考え方がいくつかあります。

相手の立場によって言動を変えられないため、上司に対して友達のように接したり、恋人に対していつまでも敬語を使い続けて気持ちを逆なですることがあります。また、人の質問に答えず自分の考えばかりを押しつけてトラブルになったり、否定思考が強いことから人の話を否定したり、人を上から目線で評価してしまうことも。

問題なのは、自分の行動が相手を傷つけ、怒らせているということに、まったく気づかない点です。自分は間違っていないと思っているので、逆に相手に怒り返すこともあります。

相手を「怒らせている言動」を理解する

症状をやわらげるためには

生まれつきの脳機能障害で自尊心を持てないという特徴と、幼いころから発達障害ゆえの行動を咎《とが》められ、怒られてきた発達障害の人は、自己評価がきわめて低いケースが非常に多いといえます。

自己評価の高さは、社会生活を営み、人とコミュニケーションをする自信の源となりますが、逆に低ければ、なにをするにも自信が持てずに恐怖を感じてしまい、予定外の行動でパニックを起こしてしまうこともあります。

無意識の言動で怒られるため、なにを怒られているかが分からず、怒られた事実だけがまた自己評価を下げる原因となっていきます。自尊心も低くなっていき、仕事などで適切な指摘を受けても、恐縮しすぎて指摘されている内容がまったく頭に入らず、同じことでまた怒られるという負のループに陥ってしまうこともあります。

逆に、どうして怒られているのかまったく分からず、次第に不愉快になって逆ギレしてしまうのは、共感能力がない、あるいは低いということがいえます。アスペルガー症候群の脳機能は「男性脳」と呼ばれることもあるほど、男性と性質が似通っているといわれますが、男性は一般的に女性に比べて共感力が低く、自分がいいと思うことは相手もいいと思い込む傾向があります。

女性は自分の話を聞いて欲しいだけという場合が多いですが、男性は話の結論をせっかちに要求しがちです。女性の話に対して解決策を延々と展開して、持論を押しつけることもあります。

共感力を鍛えるには、第三者の協力が不可欠です。周囲に「失礼な言動があればそのつど指摘してほしい」とお願いし、怒らせる発言をしたときには事前に用意した「怒りカードを渡してもらう」などの指摘しやすいルールを決めて協力してもらいます。指摘された場合は、素直に謝り、お礼を伝えるところまでをノルマにし、その指摘をもとに、自分なりのマニュアルを作って、自分の怒らせる言動を認知、修正していくという、地道な努力が必要となります。

Part 2

11

感じ方2 恐怖

人の視線が怖くて時々パニックになる

定型発達の人の場合

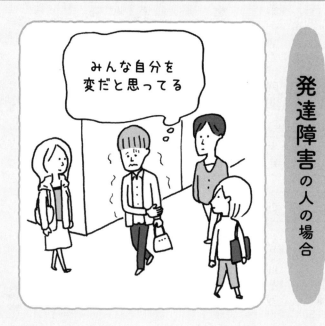

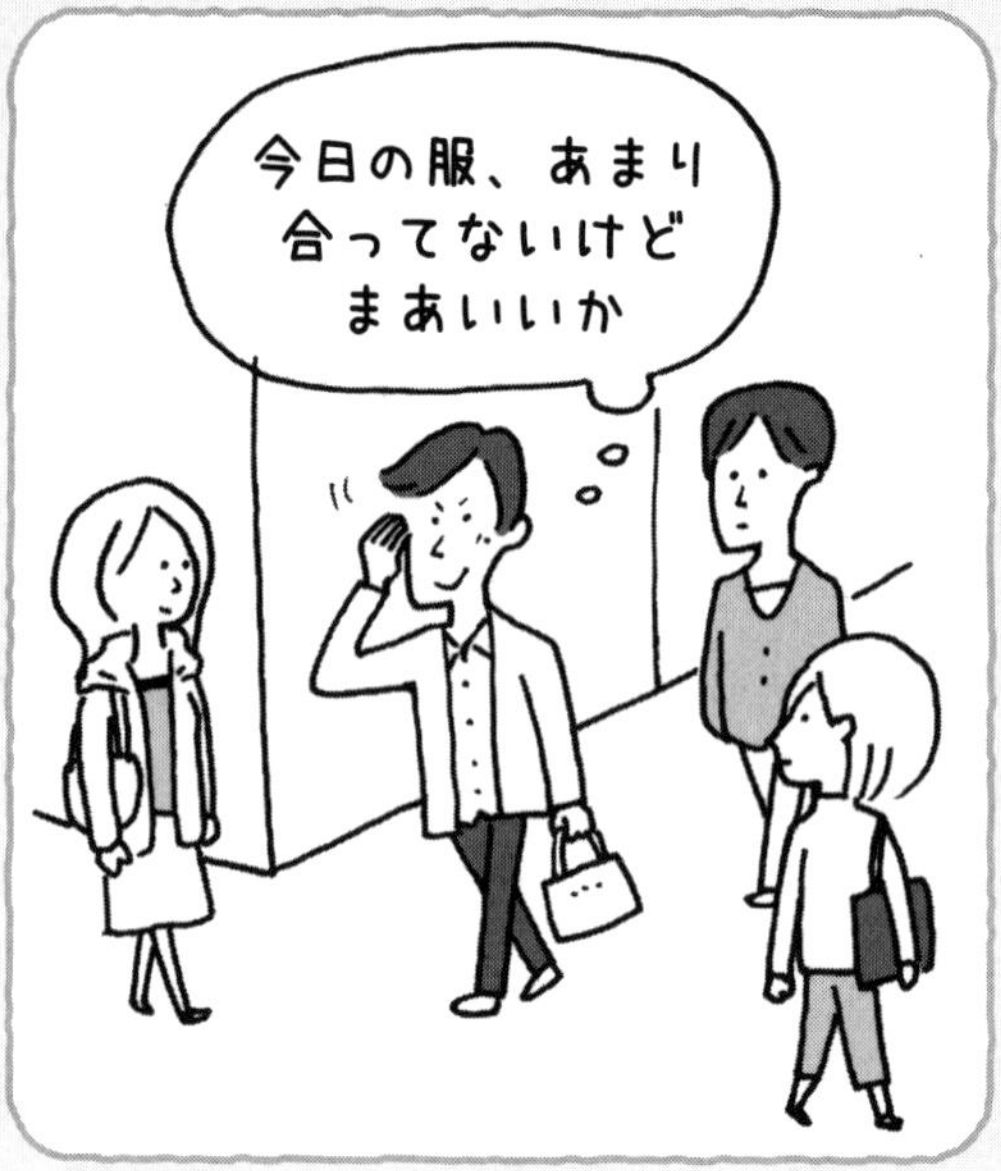
今日の服、あまり
合ってないけど
まあいいか

発達障害の人の場合

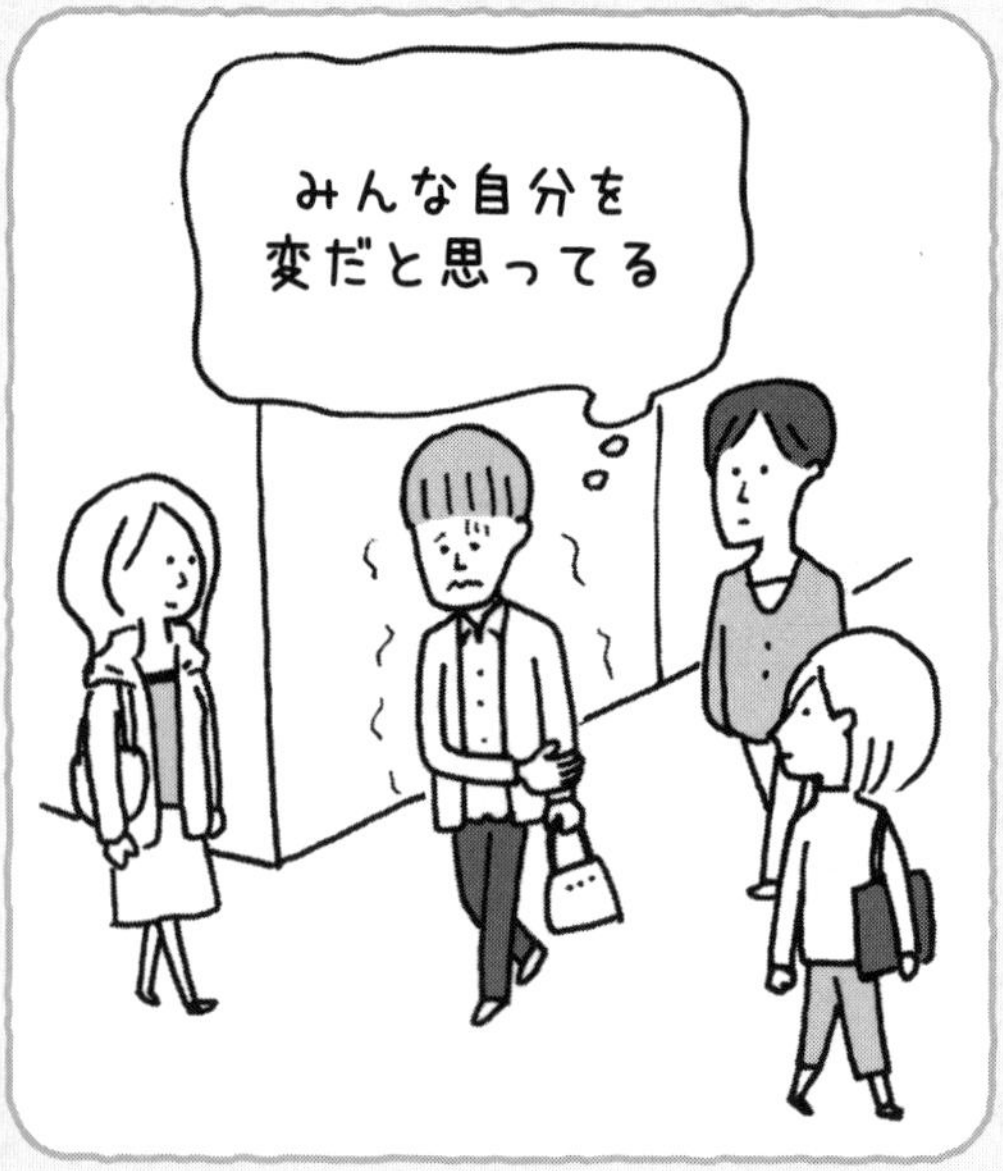
みんな自分を
変だと思ってる

パーティーでおめかしをしたとき、あまりお気に入りでない服を着て出かけたとき、歯痛で顔が腫《は》れてしまったときなど、人の視線が気になるという場面は誰にでもありますが、そのほとんどはちょっとした自意識過剰であったり、見た目に自信がないときなどで、病的要素のない状況であるといえます。

ただし、定型発達の人は無意識のうちに良好なコミュニケーションができてしまうため、発達障害の人の「人の視線が怖い」「コミュニケーションがどうしても苦手」という気持ちが分からない場合があります。

努力しなくてもできることに気づくのは大変ですが、自分ができることは相手もできるとは限らない、と考えておくことが重要です。

対人恐怖症の一種とされる視線恐怖症は、自分がいつも見られているのではないか、悪口を言われているのではないかと不安に陥る症状を持ちます。自分の視線の置き場に困る自己視線恐怖症、見てはいけないと思うほどじっと人を見つめてしまう脇見恐怖症などがあり、たいていは10代のときに、いじめ、からかいなどのつらい体験から発症します。

クラスメイトへの劣等感は、自分への自身のなさにつながり、人は常に自分をバカにしていると思い込み、それが大人になるまで続いてしまうことも。

対人恐怖は発達障害の一症状ということもあり、アスペルガー症候群の人に多く、発達障害ゆえに発症している人、発達障害が原因となって二次障害として発症している人などがいます。

見た目を整えることで意識はガラリと変わる

症状をやわらげるためには

中学生のときに視線恐怖症を発症したという女性がいました。彼女は、同級生の男子に「ブス」とからかわれたことから、クラスメイトの視線が怖くなってしまったそうです。「ブスだからみんなが私を見ていて、悪口を言っている」という思いにとらわれて、大勢の空間にいることが苦痛になってしまいました。

そのころが一番つらかったそうで、街を歩いているときにも、全然知らない人から後ろ指をさされている、建物の中から自分を監視している視線を感じるなど、いつも恐怖を感じていたそうです。

結局、20代になって母親が精神科に連れて行くまで、ずっと家に引きこもっていました。彼女は、アスペルガー症候群と診断されており、ほかにもうつや統合失調症を発症していたため、薬を服用して今も治療を続けています。

アスペルガー症候群の人の場合、彼女のように重い症状にならなくても、脳機能不全により劣等感を強く持ってしまい、人の視線が怖いなど、対人恐怖を感じることがよくあります。

視線が気になる理由のひとつに、他人の視線に意識を集中しすぎている「注意機能不全」があります。そんな状態を把握するために、ハートでもなんでもいいので「視線シール」を決めて、視線が気になったら手帳に貼っていきます。夜に見返すと、1日のうちにどれだけ気にしているかが分かり、自分の注意機能はおかしいのかもしれないと気づくことができます。

まずは、自分が他人の視線にどれだけ異常に注目しているかに気づくこと。それが分かれば、視線に注意を向けようとしたときに、別のところに意識を持っていくようにコントロールできるようになっていきます。

簡単な対処法としては、最近利用する人が増えているパーソナルスタイリストにお願いをして、自分に似合うファッションを用意してもらうこと。ファッション誌を見て、気に入ったスタイルの服を買いそろえるのもいいでしょう。見た目を整えることで意識がガラリと変わり、これだけで視線恐怖が治ってしまう人もいます。

Part 3

学校・職場での
コミュニケーション

所属するコミュニティや組織などでは、
複雑なコミュニケーションを
要求される場面が増えます。
その対処法についてまとめています。

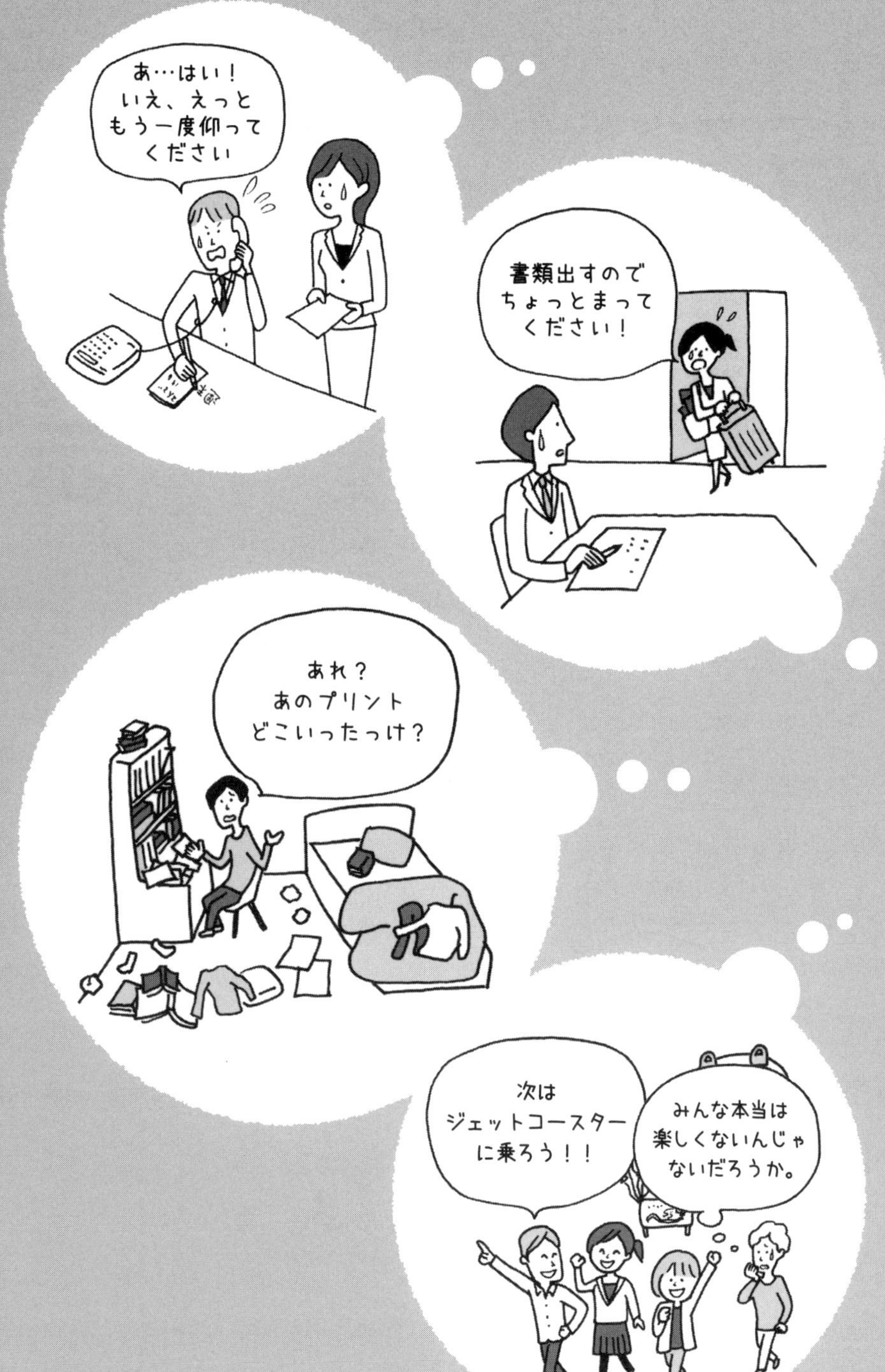
あ…はい！
いえ、えっと
もう一度仰って
ください
書類出すので
ちょっとまって
ください！
あれ？
あのプリント
どこいったっけ？
次は
ジェットコースター
に乗ろう！！
みんな本当は
楽しくないんじゃ
ないだろうか。

Part 3

1

指示

「この」「その」ってなにを指してるの？

定型発達の人の場合

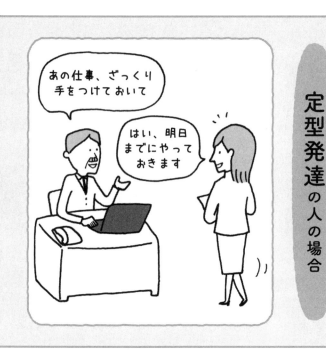

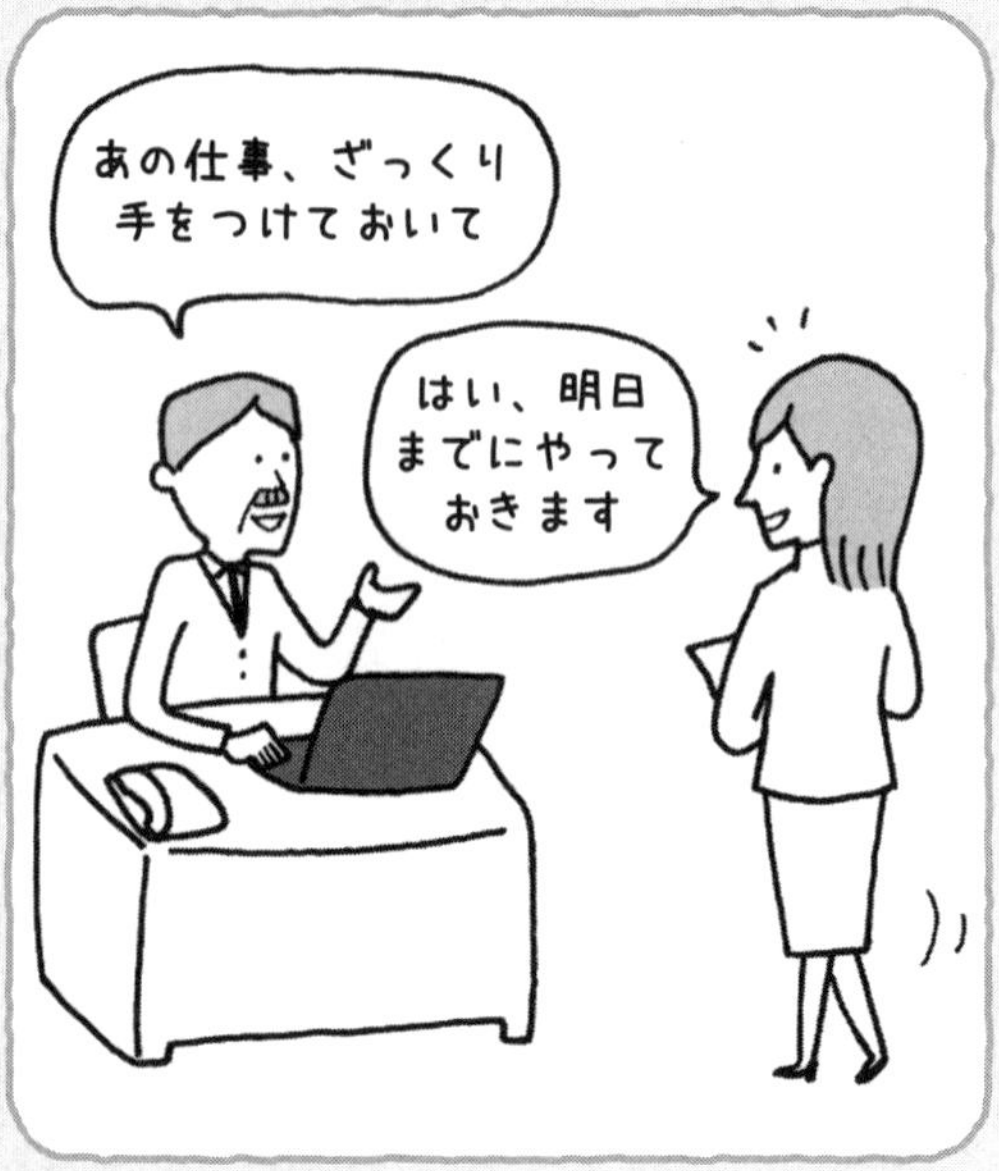
あの仕事、ざっくり手をつけておいて
はい、明日までにやっておきます

発達障害の人の場合

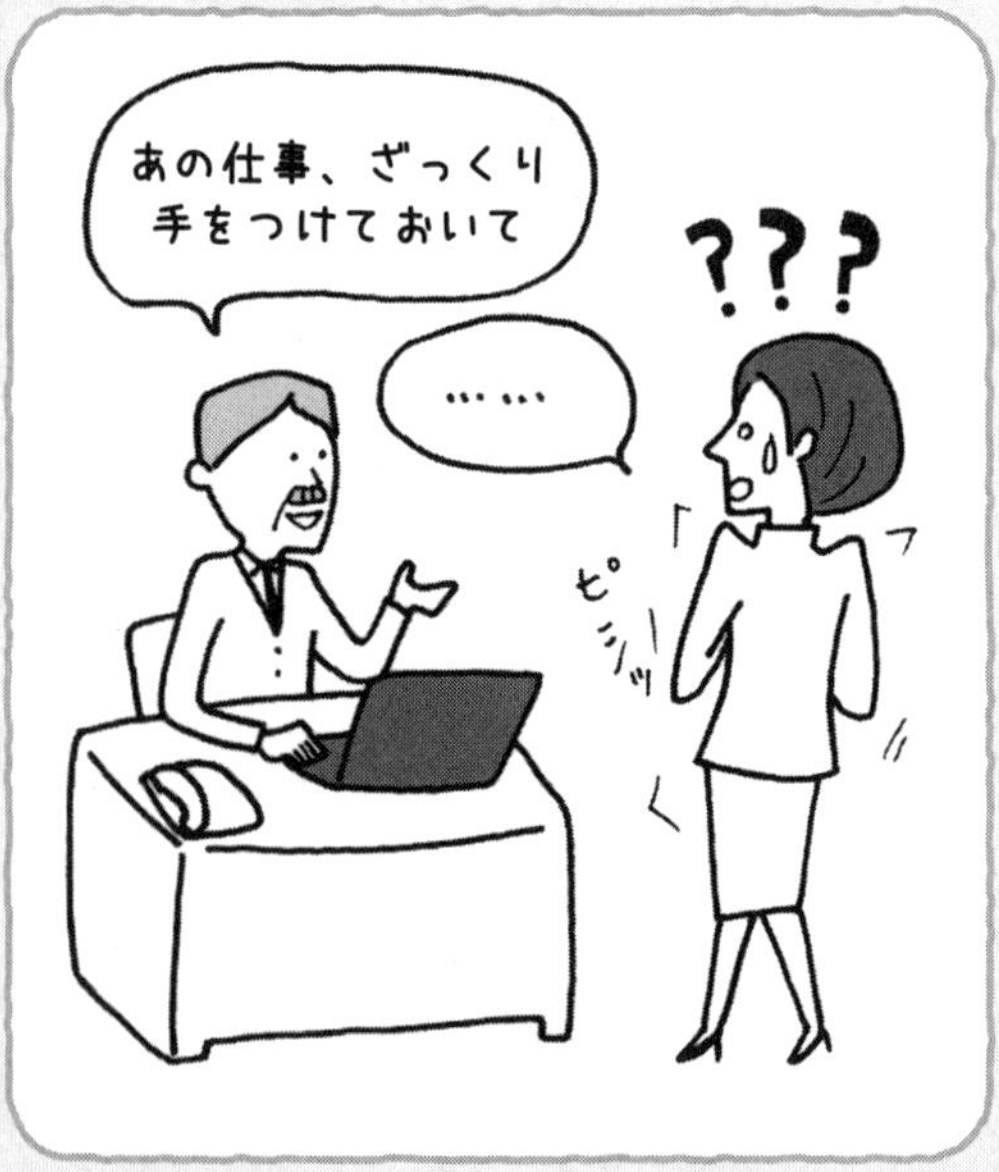
あの仕事、ざっくり手をつけておいて
……
???
ピッ

新入社員のころには、なにも分からなかった業務も、数年経つとスムーズにこなせるようになっていきます。分からないことがあれば先輩や上司に聞くことができ、社会人として順調に成長できるのが定型発達の人です。

もちろん仕事上で失敗することもありますが、その場の状況を判断して謝罪をしたり、先輩や上司にフォローをお願いしたりと、適切な行動を取れることが多く、ミスは経験につながっていきます。

上司の指示についても、当たり前ですが、遠回しな表現や代名詞を使ったあいまいな内容でも、なにをすればいいのかを推測することができます。推測することができなくても、分かるまで聞き返すことができ、より正確を期した仕事ができるといえます。

「きちんと計算しておいて」と言われたら、計算をした後、検算などをして正確に数字を出しておくことだと理解しますが、発達障害の人は抽象的な表現を自分の行動に当てはめたり、過去の経験や知識を活かすことができづらく、「きちんと」が具体的になにを指すのかがその場で分かりません。

同様に、「あれ」「ちょっと」「早く」といったあいまいな言葉も、想像をうまく働かせることができず、自分の作業にどう反映させていいか悩んでしまうことがあります。

また、自分に自信が持てないことから、上司に言われたことを聞き返せず、理解できないまま自己流で進めてしまい、あとで大きなミスなどにつながることもあります。

あいまいな指示が分からないことを相手に伝え、理解してもらう

症状をやわらげるためには

「あいまいな指示が分からず、理解しようと一生懸命考えていたら、3、4時間経ってしまい、なにもしていないと上司に怒られた」

というような相談をよく受けます。しかも、相談に来る層は30～40代の男性が一番多いと聞けば、驚くのではないでしょうか。

社会に出てから10年以上経過し、ベテランと言ってもいいほど経験を蓄えているはずの男性から、このような相談がたくさん舞い込む理由はいくつかあります。

ひとつには、新入社員だからと許されてきたミスやしくじりは、実は発達障害の症状だったケースがあります。勤続年数を経るにつれ、同期は高次な業務をこなすようになっていきますが、本人は同じミスを延々と繰り返してしまう。会社からは、やる気がな

い、スキルがないと判断されて、だんだん居づらくなり、周囲からは白い目で見られてしまうこともあります。このタイミングが、男性であれば30～40代に非常に多いのです。

ずっと分からなかったあいまいな指示に対して、意を決して質問をしても「何年この会社に勤めてるんだ」「いつになったら覚えるんだ」と言われて萎縮し、さらになにもできなくなっていき、状況は悪化してしまう。このように、聞き返すことが無理そうであれば、自分の現状を正直に話し、理解を得る努力をするようにすすめています。

たとえば、このケースの場合なら、

「私にはあいまいな指示がとっさに理解できなくて、かたまってしまう傾向があります。過去、これが原因でよく上司を怒らせていました。業務をスムーズにするためと、自分が理解するために、質問を繰り返してしまうことがあると思います。申し訳ないのですが、お付き合いくださるとありがたいです」

と、文書でも口頭でもいいので、真摯《しんし》に伝えます。

また、あいまいな指示はそのままにせず、状況とともに書き留めておき、マニュアル化することを忘れてはいけません。この状況のときにはこうだったと記録しておき、そこから推理を働かせられるようにする訓練も必要です。

Part 3

2

依頼

相手へのお願いがうまくできない

定型発達の人の場合

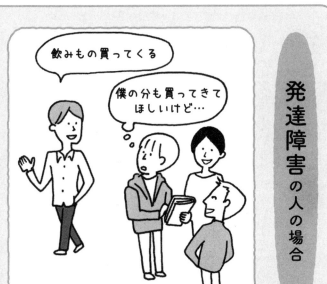

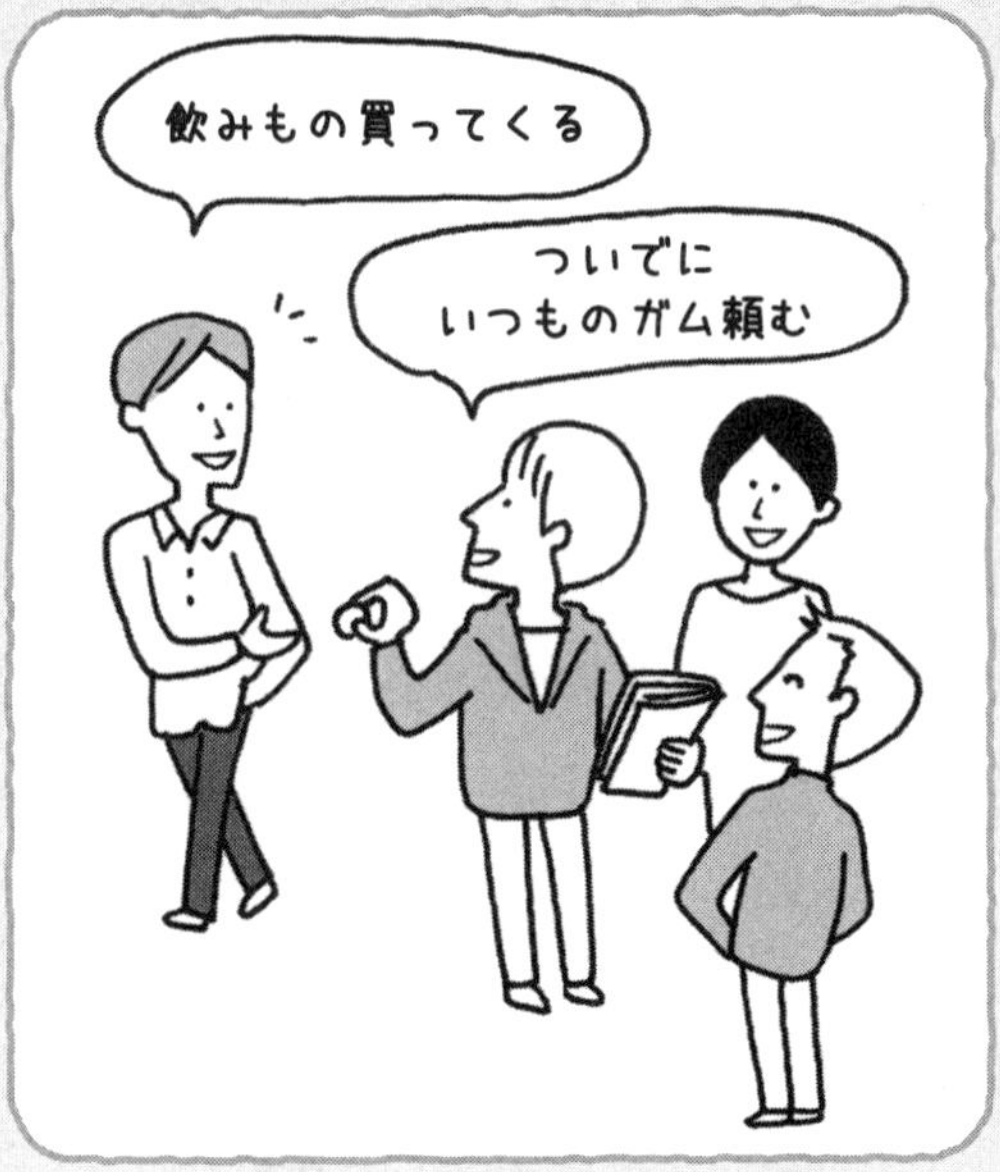
飲みもの買ってくる
ついでに
いつものガム頼む

発達障害の人の場合

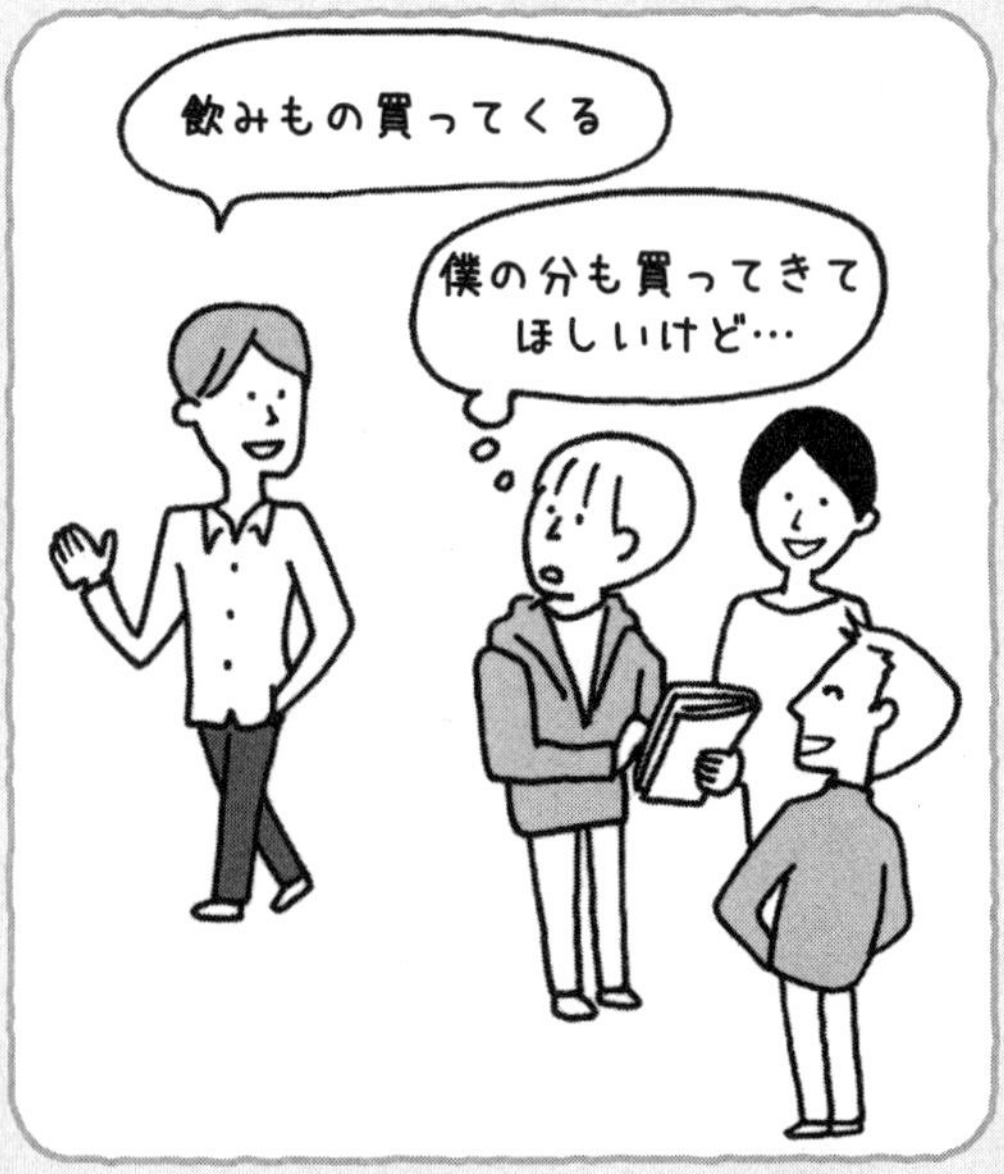
飲みもの買ってくる
僕の分も買ってきて
ほしいけど…

プライベートでも仕事でも、生きていく上で依頼をせずに過ごすことはできません。多くのことや複雑なこと、大きなことを実行するには、いろいろな人の助けを借りなくてはならないからです。

しかし、頼み方にもいろいろあります。「今すぐゴミを捨ててきて」。これでは、言われた方は気分を害し、お互いに気分がよくありません。

定型発達の人であれば、どんなタイミングで、なにを誰に頼むのかを学んでおり、適切に依頼ができます。中には頼み方が下手で相手を怒らせてしまう人もいます。

とくに家族や親しい人に対しては、ぞんざいに依頼をしてしまい、トラブルになることもあるようです。

発達障害の人は、人になにかを頼むことに対して、苦手意識を強く持っています。子どものころに「自分のことは自分でやりなさい、人に頼むのはズルいこと」と親や教師などに教えられ、それを守り続けなければいけないと思い込んでいる傾向があります。

どんなに自分のキャパを超えても、人に頼むことは悪いことだという意識が根強くあり、仕事や作業をお願いすることができません。

また、自己評価が低いことから、相手に自分の意見を言えないという特性もあるので、頼まれると断れずにさらに仕事を増やしてしまいます。

このように、やらなければいけないことを抱え込みすぎて、体調を崩してしまうこともよくあります。

なにをするにも「時間がない」と考えだしたら要注意

症状をやわらげるためには

実は「人に依頼ができない」という理由で僕のところに相談に来る人は、割合としてはそんなに多くありません。なぜかというと「時間がないから」。相談者の話を聞くと、たいていこの言葉を口にします。

それで僕の方は察しがついて、「仕事を人に振れず、全部丸抱えしているでしょう」と言うと、ほとんどの人がうなずきます。発達障害と診断のつかない、けれども生きづらさで悩んでいるグレーゾーンの人は、真面目で勤勉、得意な作業であれば優秀な成果を上げられるため、仕事がどんどん回ってきます。

しかし、優秀で仕事もよくできるのですが、自己評価は低いため、頼まれ事を断れません。自分のキャパシティーを超えても引き受けてしまい、仕事を人に振ることができないので、うつやパニックを起こすまで働き続けてしまうのです。

人になにかを頼めないという心理はほかにもあります。非常な罪悪感を感じてしまうケース、自分は無価値だからそんな自分に協力してくれる人はいないと思っているケース、さらには、人に頼むために下手に出ることは我慢ならないというケースもあります。

劣等感が強い人は、他人の評価だけをすべての価値基準としているため、「もしも頼んで断られたら、自尊心が傷つくからつらすぎる。自分なんてダメ人間だから断られるのは当たり前、だったら頼むのはやめよう……」と、断られることを恐れて頼めないことも。

少しずつでも人になにかを頼めるようになっていくには、自分が頼まないことで起こったトラブルを書き出すなどして自分なりのマニュアルを作ること。そして、自分の特性を知ることが必須となります。

頼むことに罪悪感を強く感じてしまう人なら、先に相手の「お願い事」をこなしておくという方法もあります。

「相手に貸しが1つあるから、今回で1つ返してもらおう」と思えば、頼むことに対する罪悪感が薄まり、依頼のハードルを下げることができます。

Part 3

3

人付き合い

人の気持ちを気にしすぎて楽しめない

定型発達の人の場合

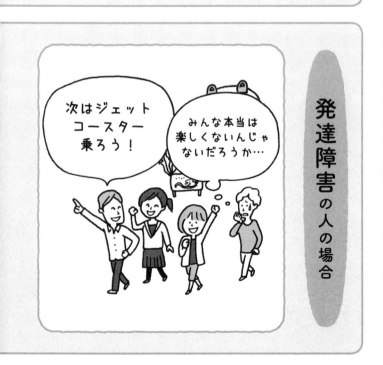

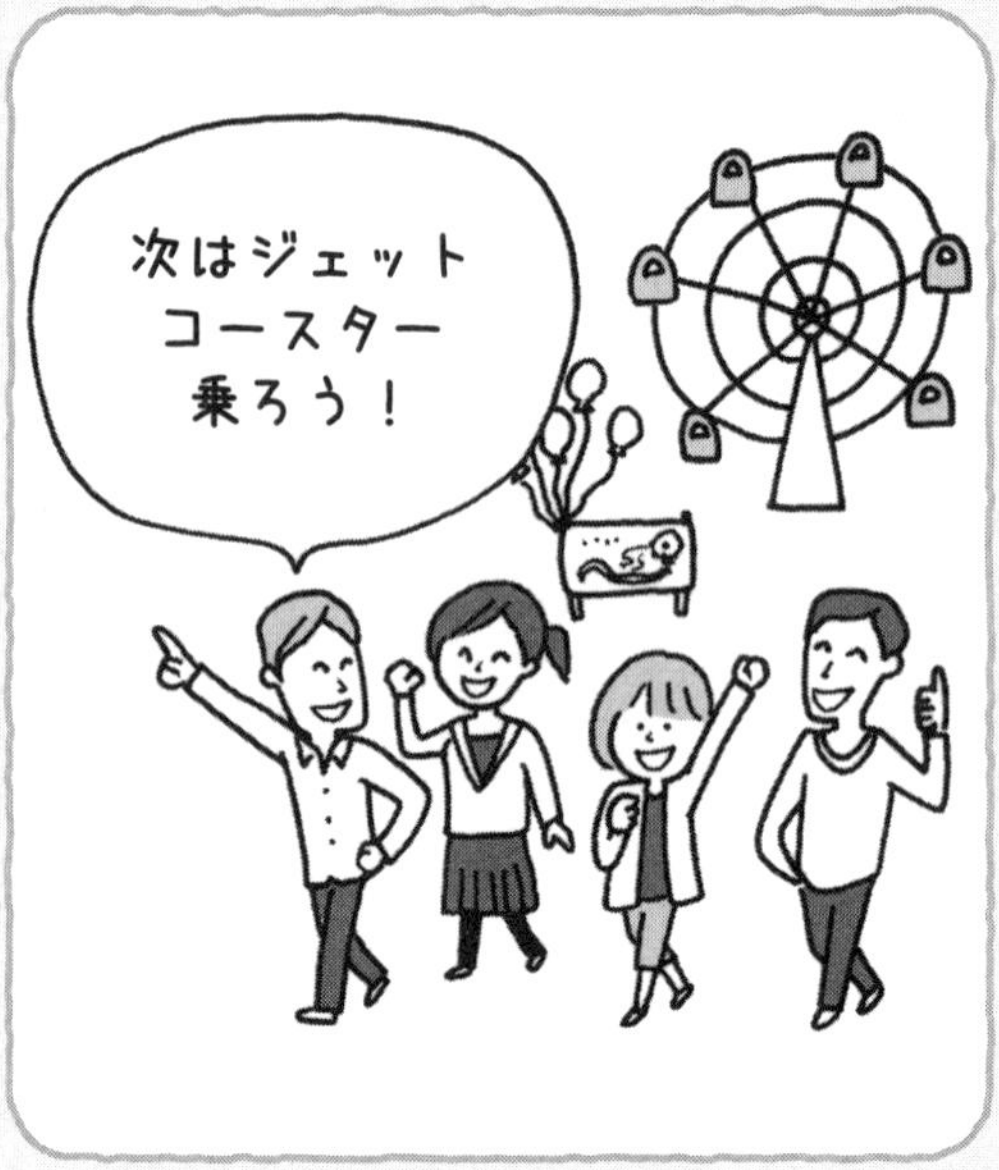

発達障害の人の場合

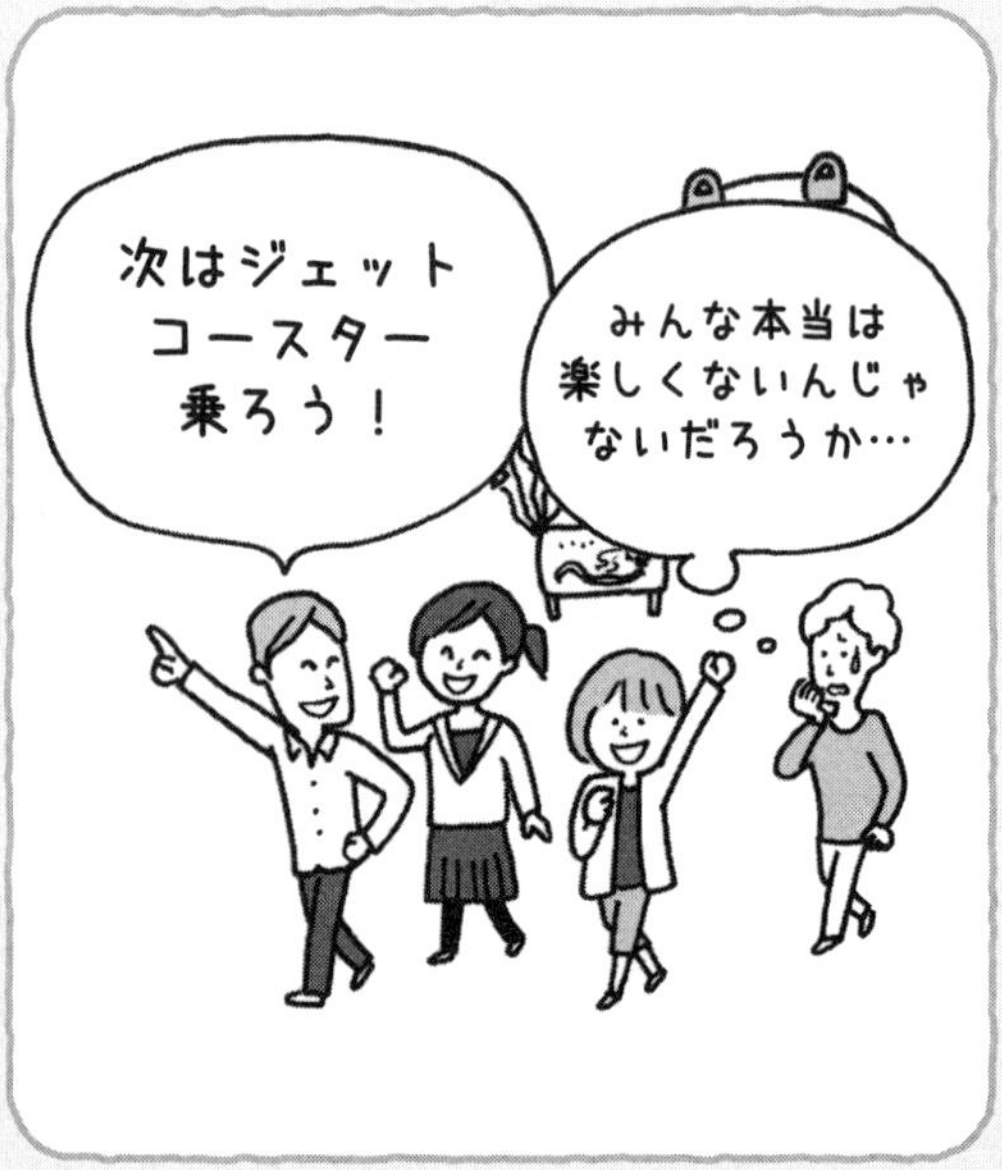

定型発達の人であれば人付き合いは得意かというと、まったくそうではないことは、巷《ちまた》に無数にあふれる人間関係を題材にした書籍を見ても明白でしょう。ネットにも、「上手に人と付き合える方法」といったタイトルがついたページがたくさんあります。

発達障害の人ほど苦労をしていないといっても、人付き合いがあまり得意ではなかったり、うまくいかないと悩んでしまうことに変わりはありません。

ただし、定型発達の人は、周囲の状況を見極めることができるので、自分とは合わない人や、敵意を持っている人とは適度に距離をとって付き合うことができます。目上の人にも、TPOをわきまえた言動で接することができます。

予測のできないことや突発的な変更に恐怖を感じてしまう発達障害の人にとって、人間関係ほど恐ろしく、想像のつかないものはありません。

発達障害の人は、自分だけのスペースを持ち、自分なりのペースで行動しないと、ストレスを感じてしまう特徴があります。相手はごく普通の態度でいるにもかかわらず、少しでも予測のつかない言動をされると、どう対応していいか分からず、混乱してしまうのはこの特性があるからです。

そのため、人付き合いを避けるあまりに引きこもってしまう人もいます。この自分の特性に気づかないまま、無理に人付き合いをしようとして、いやがられたり怒られたりして自信を失い、人が怖いと感じてしまうこともあります。

まずは最低限の付き合いができればそれでいい

症状をやわらげるためには

強いこだわりや、思い込みが激しい発達障害の人は、人付き合いが苦手、もしくは恐怖を感じているにもかかわらず、「絶対に人付き合いをうまくやらなくてはいけない」と思い込んでいるケースがよくあります。

ただでさえ人の気持ちを読むことが苦手で、状況判断を間違ってしまう特徴がありながら、「うまく」やらなくてはいけないと思っているせいで、たとえば同級生の友達と遊ぶだけでも、最上級のおもてなしをしようとしてしまいます。

遊びに行く交通手段、現地までの経路や近辺のおいしい店を調べ、当日は友達のためにホスト役に徹する。こんな理想を思い描いていますが、現実には、電車が遅延するなど想定外のことが起こるとペースが乱され、パニックになって台なしというような経験をし、これが恐怖となって人付き合いを避けることにつながります。

この場合には、「人付き合いは最低限できればそれでいい」と思うだけで自分が楽になります。発達障害は個性であるといえますが、同時に病理でもあります。その病理の部分を改善していくという意味でも、多少の人付き合いは必須です。その経験から、予測のつかない事態にも対応できるスキルを磨き、能力を開発していくことができるからです。

そして、人が怖いという特徴を短所と捉えがちですが、これは「高度な直観」であり、長所でもあります。強い恐怖を持っている人は感覚が過敏です。ということは感受性が豊かで、なんらかの直観的な能力に長《た》けている可能性が高いということ。決してマイナス一辺倒ではないのです。

自分に直観的な能力があるという肯定的な認識を持つことで、あらゆる怖さがなくなることはないものの、軽減させることができます。

また、人が苦手という人は、雑談に自信がないという側面があるので、最低限の雑談ができるように練習を積む必要があります。こうして努力して積み重ねたものは、自信となって自分を成長させてくれます。

Part 3

4

優先順位

作業や仕事はなにからやればいいの？

定型発達の人の場合

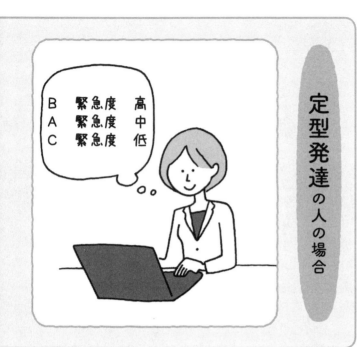

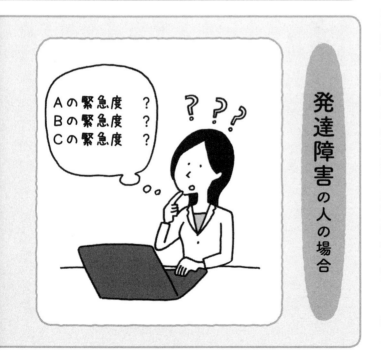

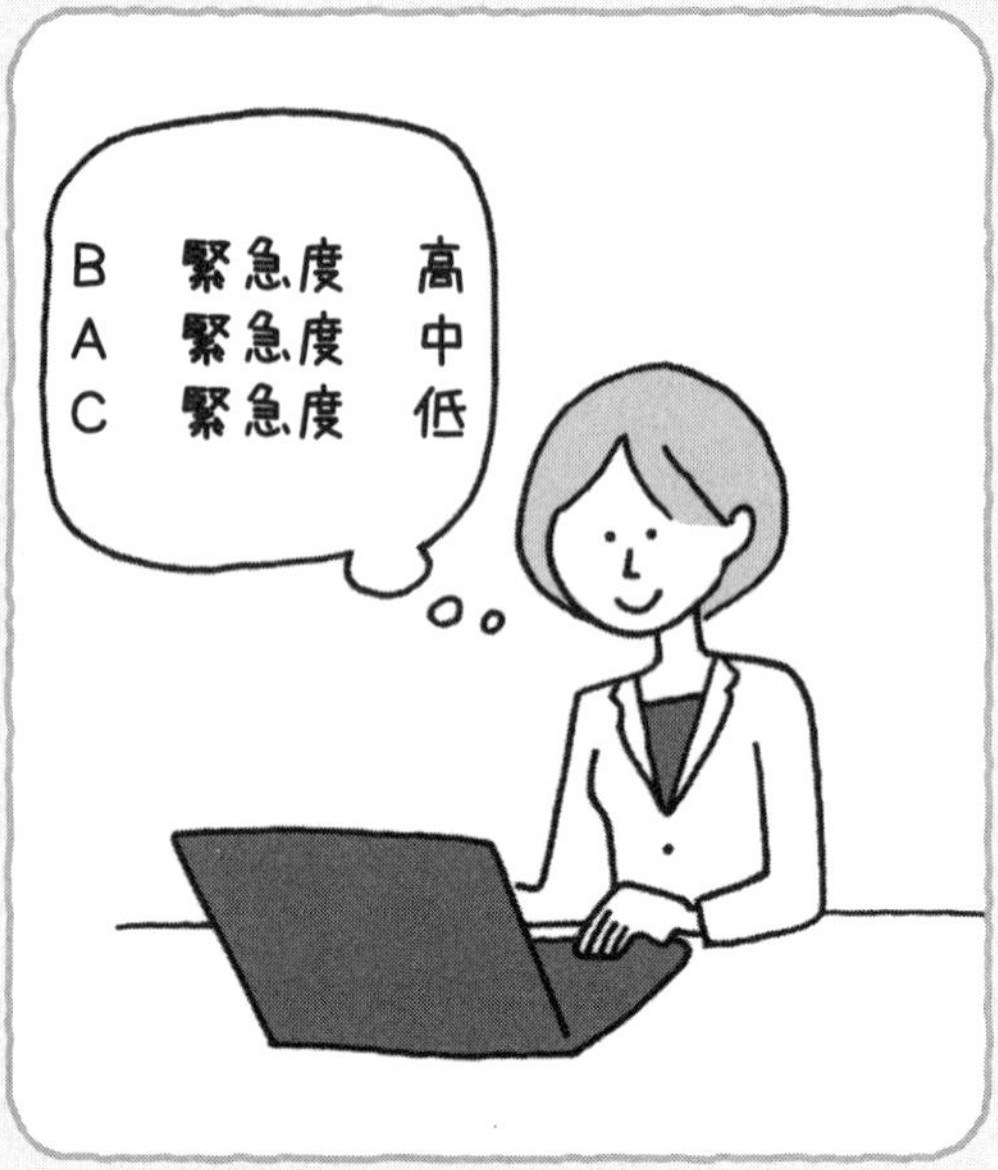
B　緊急度　高
A　緊急度　中
C　緊急度　低

発達障害の人の場合

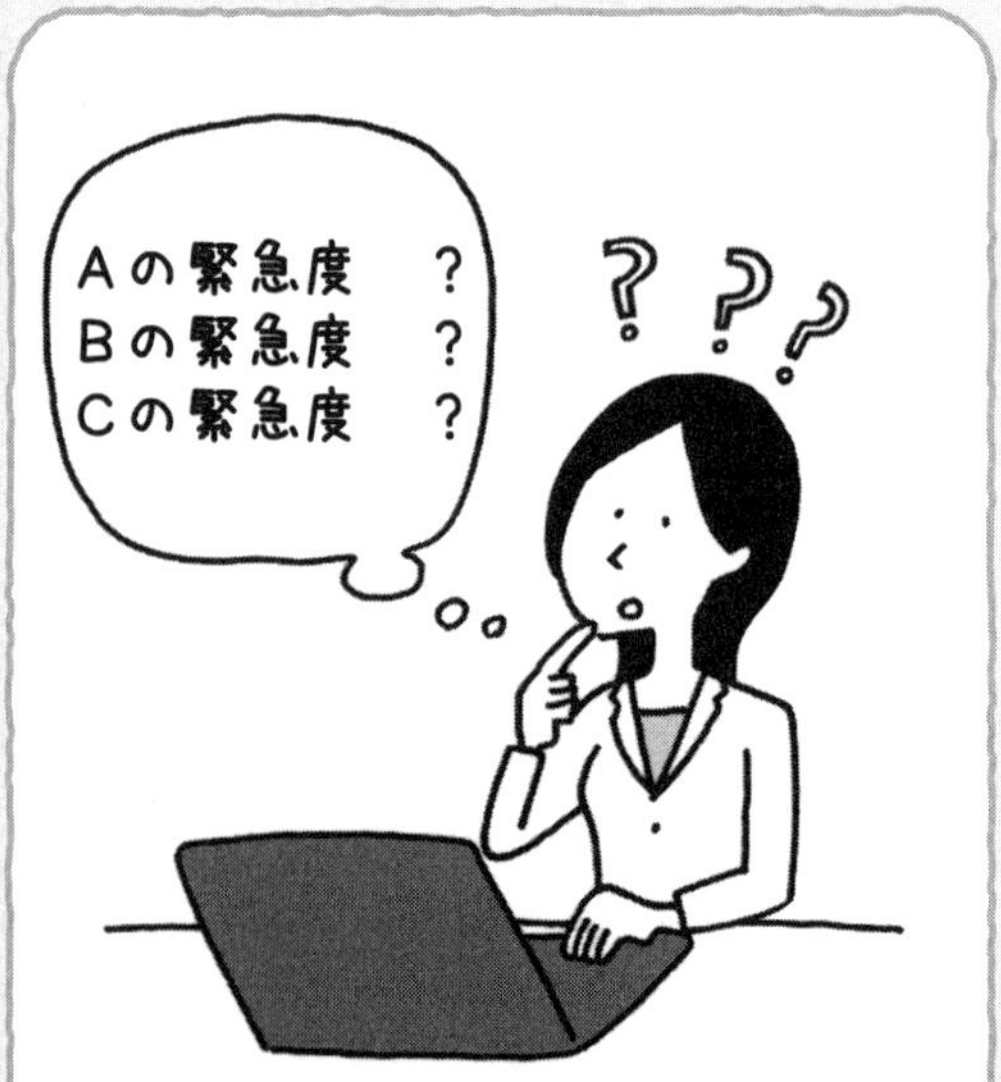
Aの緊急度　？
Bの緊急度　？
Cの緊急度　？
？？？

複数の作業が流動的に発生する仕事の場合、優先順位をつけることができなければ、どんどん作業が溜まっていき、「できない人」のレッテルを貼られてしまいます。

定型発達の人であれば、この優先順位をつける作業は比較的得意、もしくは仕事をしながら培うことができます。

今作業していることより、すぐに終わる簡単な仕事が舞い込んだ場合には、そちらを優先的に終わらせるのもひとつ。仕事としての優先順位が低くても頭を使わない作業からはじめることで、その後の業務スピードを上げたり、自分で時間を限って作業効率を上げるなど、優先順位をつけながら、滞りなく終わらせるためのテクニックを駆使しています。

想像力をうまく働かせられない発達障害の人にとって、物事の優先順位をつけることは、至難の業《わざ》であると言わざるをえません。いったん作業をはじめてしまうと、ほかのことが見えなくなるほど集中してしまうので、後から発生した緊急の作業に切り替えることが不得意です。

ビジネスでは7割の完成度でも、完成へのスピードを求められますが、強いこだわりを持っているために、与えられた仕事は完璧に仕上げなければいけないと頭から思い込んでいます。そのために自分のキャパシティを超えた作業を抱え込んでしまい、優先順位をつけるどころではなくなっていることも多いのです。

また、突発的な変更には不安を強く感じるという特徴もあります。

ワーキングメモリーの訓練が脳内を活性化してくれる

症状をやわらげるためには

優先順位をつけることは、仕事においても生きていく上においても、人生でもっとも重要な能力です。

優先順位をつける能力が低いと、生活の細部にまで影響を及ぼします。たとえば、包丁で指を切って血が出てしまった、フライパンを熱しすぎていて油に火が移りそう、さらに玄関のチャイムが鳴った、というシチュエーションの場合、どこから手をつけるでしょうか。もしも血がかなり流れ出ていて止まる気配がないなら、緊急に処置をしなくてはいけません。でも、ガスを止めないままにしておけば、油に火が移って火事になってしまいます。

仕事も同様に、Aをすれば１０００万円の稼ぎになる、Bをやらなかったら５０００

万円の損失になるという場合、どちらを先に処理するかの優先順位をつけられなければ、会社に大きな損をさせてしまうことになります。

優先順位をつけられない理由には、未来の想像がしにくいという特徴があります。また、優先順位が高いものは重要度も高く、気が重い仕事というケースが多いのですが、発達障害の人の場合、ストレス耐性が弱い特性があるので、優先順位をつける前に、その仕事から逃げてしまうこともあります。

この優先順位をつける能力に関わっているのはワーキングメモリー（短期記憶）です。また、やる気の源になる脳内ホルモン「ドーパミン」の分泌も必須となります。この2つを鍛える方法としては、ランニングが最適です。

ランニングをすると、ドーパミンの分泌を促します。また、不安を抑える作用のあるセロトニンシステムも活性化するので、感情の乱高下がなくなります。さらに、ランニングをするときには、マシンを使うのではなく、外を走りましょう。あえて知らない道を走ったり、よさそうな店があればチェックしておき、あとで思い出すことで、短期記憶であるワーキングメモリーを鍛えます。

少しでもランニングをすることができたら、好きなことをするなど自分にご褒美をあげて、行動の強化を図りましょう。

Part 3

5 持ち物

普段から荷物がやたら多い

定型発達の人の場合

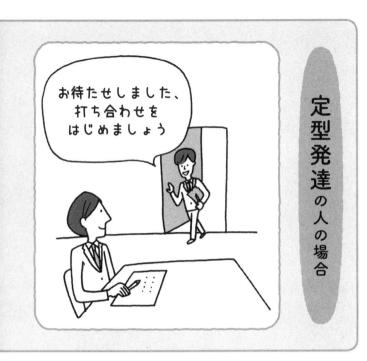

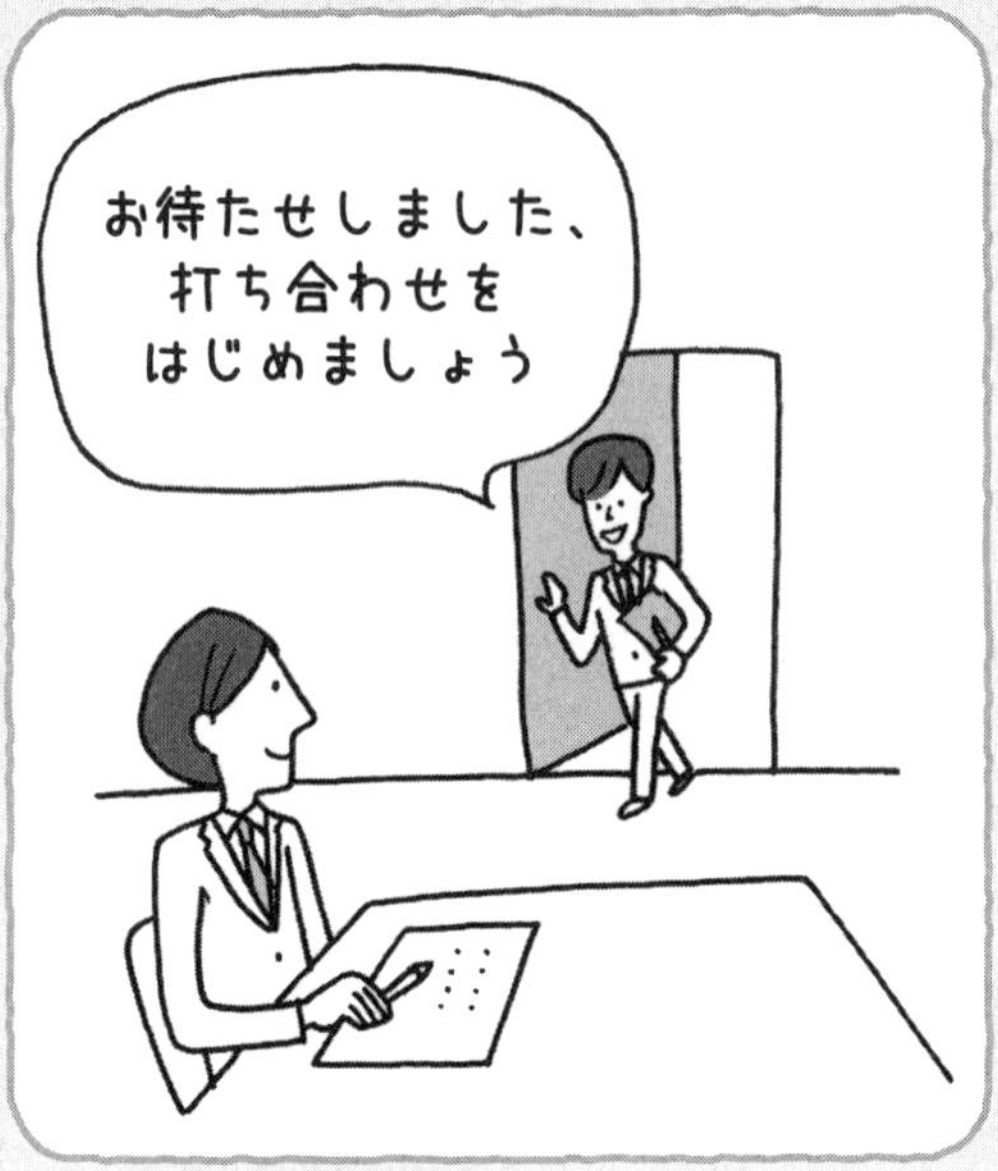
お待たせしました、打ち合わせをはじめましょう

発達障害の人の場合

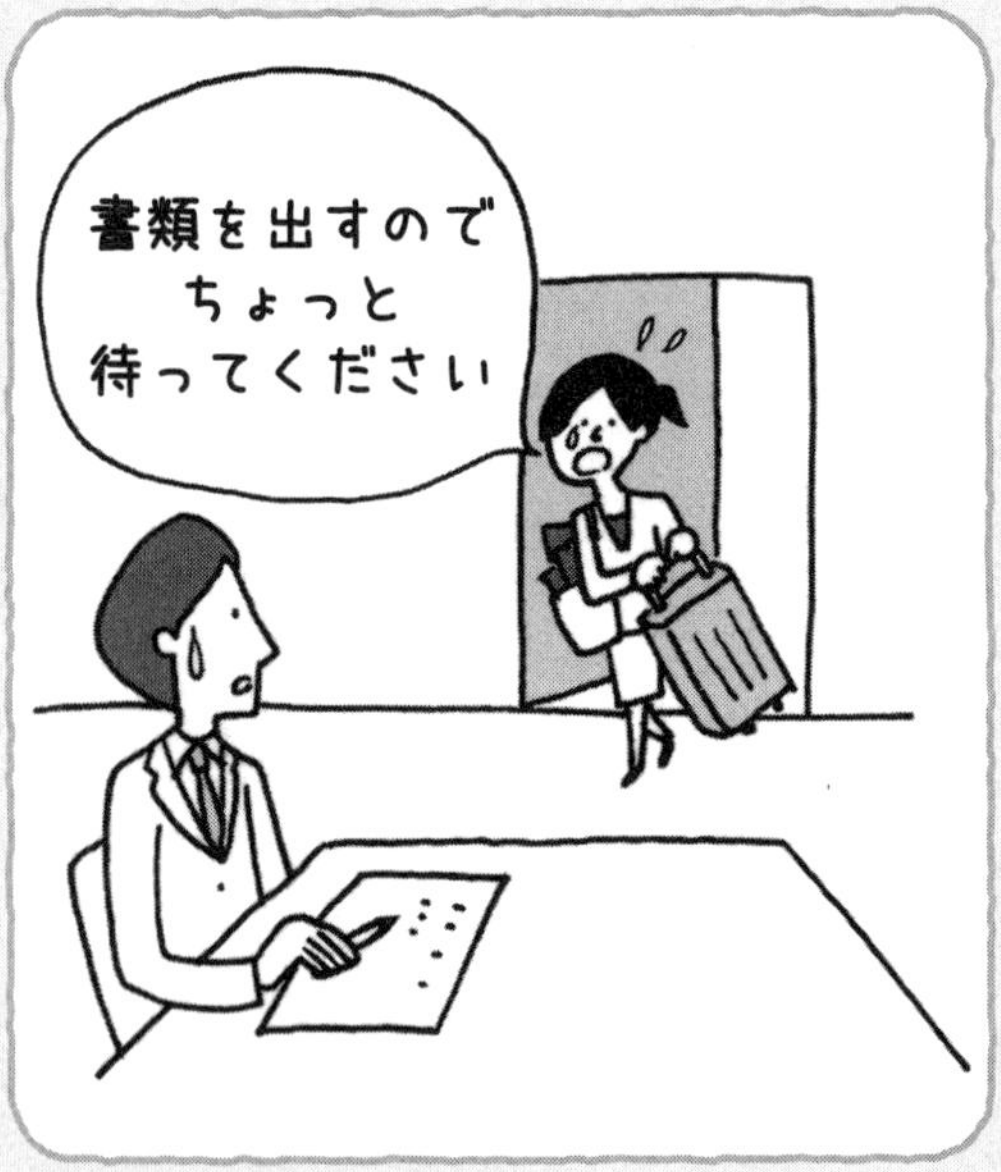
書類を出すのでちょっと待ってください

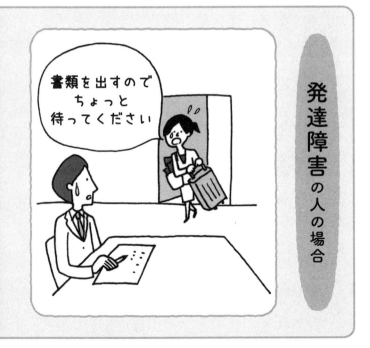

飛行機のファーストクラスに乗るビジネスパーソンは、いわば超一流の人たちです。

彼らをよく見ているCAは、ファーストクラスのビジネスパーソンほど荷物が少なく、ビジネスクラスの客は大きな荷物を持ち込んでいることが多いと指摘します。

これは極端な例かもしれませんが、基本的に定型発達の人は、旅行などでも荷造りがうまく、持ち物は比較的少ないといえます。

荷物が多くなってしまう原因のひとつに、持っていった方がよさそうなものをすべてカバンに詰め込んでしまうということが挙げられますが、これも定型発達の人であれば持ち物のリストを作るなどしてうまく対応しています。

収集癖があったり、大事なものとそうでないものの優先順位をつけづらく、カバンに物があふれていて、キャリーバッグなど大きなカバンを持ち歩いている、といった発達障害の人の典型的な例をいくつか紹介しましょう。

・小学校時代、ランドセルの中にすべての教科書とグチャグチャになったプリントが詰め込まれ、なにが入っているのか把握できなかった。

・仕事で大事なものをなくして激怒された後、家に帰ってふとカバンを見たらそれが入っていた。

・人と話しながらカバンの中から必要なものを探す作業がまったくできない。

このように、持ち物を管理することが難しく、どんどん荷物が多くなるのは、発達障害の人に多い傾向といえます。

カバンに入っているものを把握する

症状をやわらげるためには

僕が出会う発達障害の人は、やはり荷物の多い人が大半です。最近では、大容量のキャリーバッグを持って、僕のところに相談に来る人も多くなりました。カウンセリングの聞き取りついでに「なにが入っているの？」と聞くと、これがまた、答えられない人が過半数います。

カバンの中身を見せてもらったこともありますが、街頭でもらうポケットティッシュが数十個、食べかけのお菓子、そのパッケージなどのゴミ、膨大な数の書類（うち、読めないほど丸められたものも複数）、方位磁石、ＬＥＤライト、折りたたみ傘が２本、胃薬や頭痛薬などの薬が複数などなど。ここには書き出せないぐらいの量の荷物が詰め込まれていました。

このように、薬や方位磁石などの、いつかは分からないけれども使うかもしれないもの、カバンに入れる必要のないものが入っているということは、未来の予測が苦手で、予期不安が強い状態が続いているといえます。

自分で整理する必要があるカバンや自分の部屋などは、脳内の状態をそのまま反映しています。カバンの中が宇宙空間のようになっていて、まったく把握できないというのなら、それは、自分自身もまったく把握できていないということにつながるのです。

「なんでそんなに荷物が多いの？」「カバン大きすぎない？」と言われたことがある人は、カバンの中身を言い当てられるか試してみるといいでしょう。ほとんど分からないということであれば、週末などの時間があるときにカバンの中身をすべて出し、リストアップをおすすめします。これをするだけで、いるものといらないものの判別が少しはできるようになります。

最初は全部持っていてかまいませんが、毎週末ごとに使わなかったものの記録を取り続けます。1ヶ月目に、使わなかったものを置いて出かけてみましょう。使わないもののリストアップを続けたおかげで、持っていかなければ怖くてたまらなかった不安が、ほんの少し薄らいだことが実感できるはずです。

Part 3

6

頼み事

2つ以上のことを頼まれるとどうしていいか分からなくなる

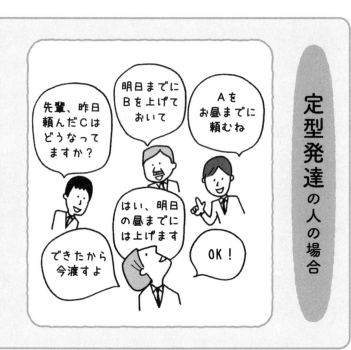

定型発達の人の場合

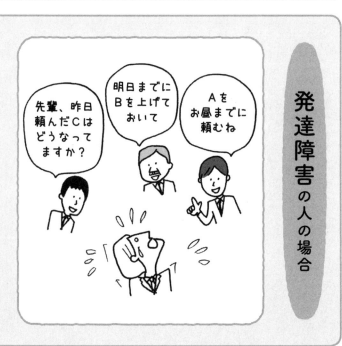

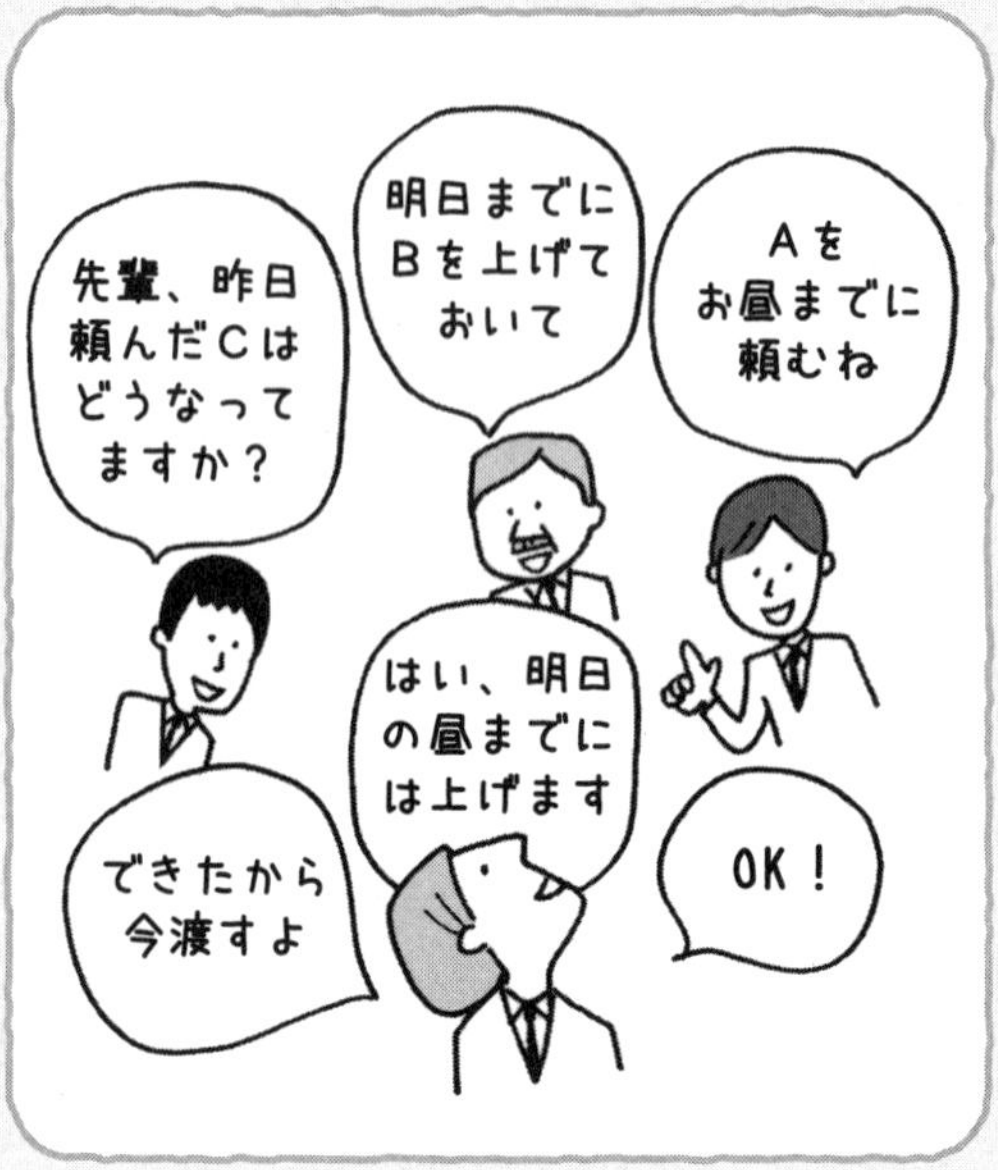

発達障害の人の場合

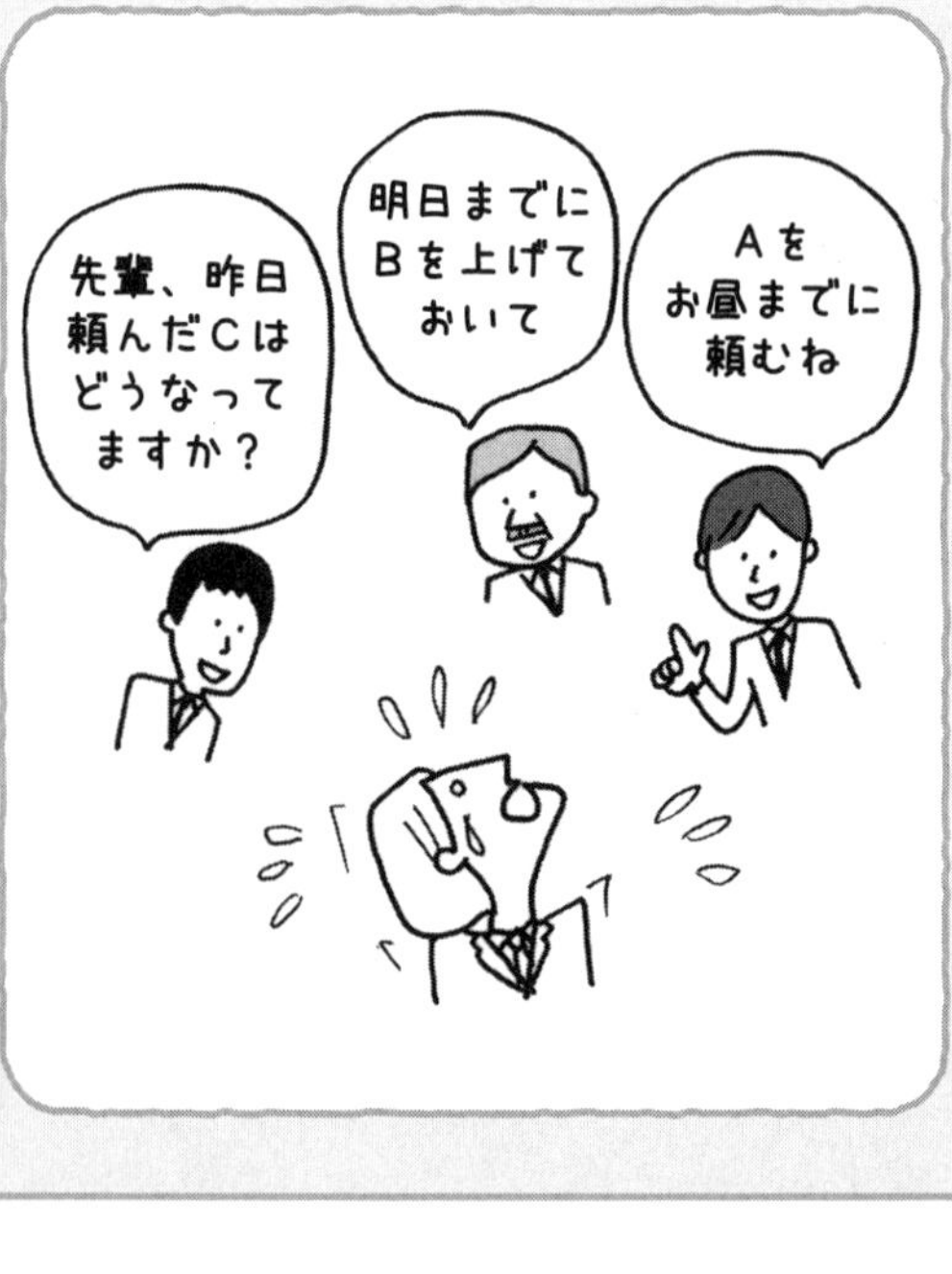

同時に仕事を持ち込まれた場合、もしくは同時並行して複数の仕事を進めるときには、自然と優先順位をつけているのが定型発達の人です。

同時にさまざまな仕事をこなさなくてはいけない場合でも、今進められる仕事はひとつだけだと分かっているので、新しい仕事が発生したときに、毎回優先順位をつけ直して対応しています。こうして優先順位をつけ直しているときにも、次の仕事への用意が可能で、事前の心構えもできていることになります。

そして、それぞれの仕事にかかる時間も想定しながら予定を組んでいき、集中力の配分をしています。突発的な変更や、人に頼んでいた仕事が遅れるなど、想定外の事態が起きた場合にも、柔軟に対応できることが多いといえます。

得意な仕事が1、2個であれば集中して正確な仕事ができても、不得意な仕事や、3個以上の仕事が入ると、とたんにどこから手をつけていいか分からなくなり、長年勤務していてもパニックになってしまう。また、作業中に話しかけられると頭が真っ白になり、返事も作業もできなくなってしまう……。

このように、複数の仕事や物事を処理する力が弱い、つまりマルチタスクができづらいのが発達障害の人の特徴です。

これは短期記憶であるワーキングメモリーが不足して起こることが多く、話しながらメモを取れないので電話応対ができない、出かける用意をしているときに話しかけられるとそちらに気をとられてしまって忘れ物をしてしまうなど、日常生活にも影響が出ることがあります。

自分の得意な「頼まれ方の型」を作る

症状をやわらげるためには

大勢の人と仕事をしている環境では、文書よりも口頭で作業を指示されることが多いでしょう。発達障害の人の場合、傾向として耳からの情報処理が苦手という特徴があるので、指示を聞き漏らしてしまったり、途中で話が分からなくなったりします。その上、2つ以上の用事が発生すると、どちらを先にやるのか分からなくなり、フリーズしてしまうこともあります。

和食料理店で接客の仕事をしていた女性が、「料理の配膳《はいぜん》を覚えられず、クビにされそうなんです」と相談に来ました。聞くと、飯碗《めしわん》は左、汁椀《しるわん》は右にはじまり、魚の向き、主菜と副菜の並びなど、料理によって置き方が決まっており、それが毎日変わるのだそうです。口頭で指示されるのですが、まったく覚えられず、何度も失敗をしてしまったとのこと。

彼女は、受け身型アスペルガーと不注意優勢型ＡＤＨＤの傾向を少しずつ持っていて、同時に複数の情報が入ってくると、どれに注意を向けていいのか分からず、混乱してしまうようでした。

ワーキングメモリーも不足しており、指示されている内容をすべて忘れてしまうこともよくあったというので、彼女には、現時点での対処法と、長期視点でワーキングメモリーを鍛える方法を教えていきました（ワーキングメモリーの鍛え方については46〜49ページと１０８〜１０９ページ、１２５ページ、１９１ページを参照）。

仕事を辞めることなく続けるためには、配膳を覚えなければいけません。そこで、料理長に自分の特徴を説明して了解を取り、料理を並び終えたところを撮影して、視覚で覚える方法に変えたところ、一発で複雑な配膳も覚えられるようになったのです。

これまでは、「言われたことを頭にたたき込まなければ」というプレッシャーに負けてしまい、焦って指示を聞き逃すなど、キャパオーバー気味に仕事をこなしていたそうですが、方法を変えて成功したことで余裕を持つことができ、半年後の今では接客係のリーダーになれたそうです。

Part 3

7

食事

誰かと食事をするのがしんどい

定型発達の人の場合

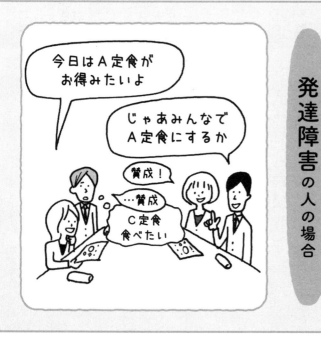

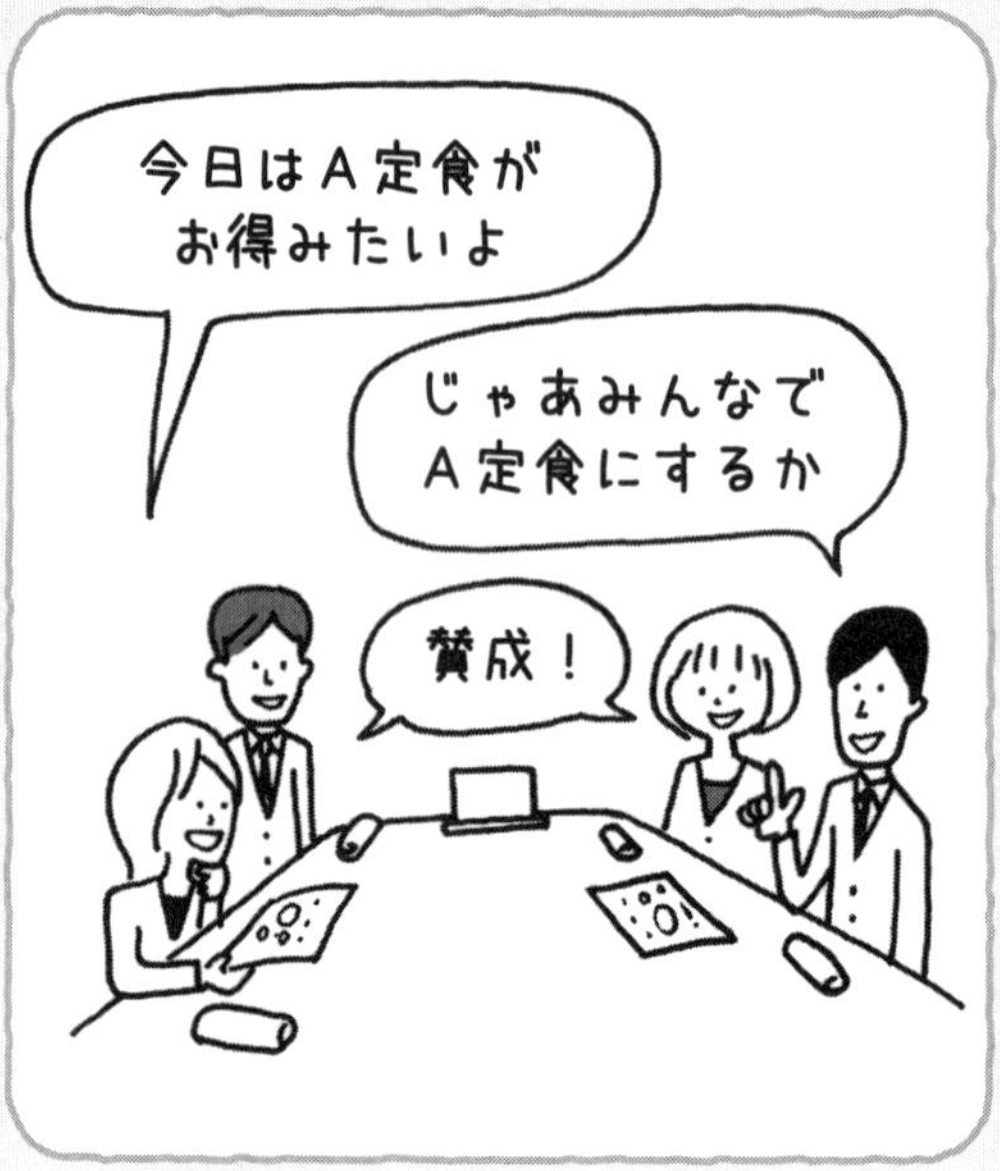

発達障害の人の場合

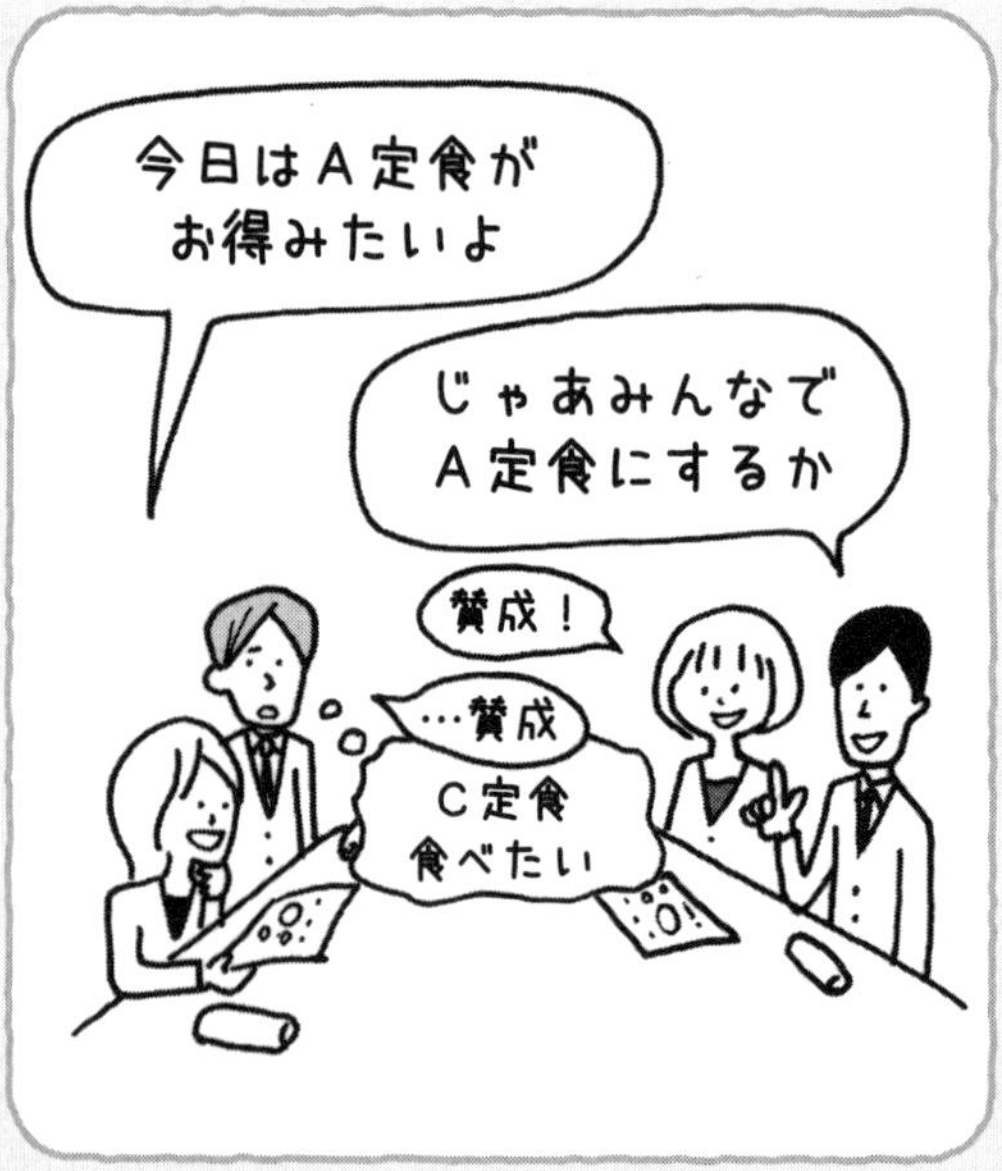

ひとりで食事をするより親しい友人などと食事をする方が楽しいし、おいしく感じられると思う人は多いのではないでしょうか。気のおけない友人であれば、近況を報告し合ったり、共通の友人の噂《うわさ》などに花を咲かせ、長時間食事をしながら会話するのも苦ではないでしょう。

しかし、マナーを守らなければいけない会食や接待の場は苦手という若い人が増えているのも事実です。接待であれば、店選びから気を使うことになり、相手を立てるために清潔で落ち着いた身だしなみに気をつけ、天候や話題のニュースなど、差し障りのない会話を心がける。

定型発達の人であってもこんな会合は気が重いですが、人との食事に苦手意識はそれほどなく、楽しめる人が大半です。

自分の行動に自信がない、雑談が苦手、同時並行して物事を進められないという特徴がある発達障害の人にとって、食事をしながら話すだけでも大変なのに、さらに苦手な雑談を強いられる他人との食事は、できれば避けたいと思っています。

味覚過敏や味覚鈍麻、偏食などの症状を持っている人も多く、「肉、魚、こんにゃくは弾力があって苦手」「お弁当など匂いが混じり合っていると気持ち悪くなる」など、食べられるものや、食べる環境も限られているせいか、食事を巡って周囲の人とトラブルになってしまうこともあります。

また、自分の食べ方が変ではないかという心配にとらわれ、それが気になって人と食事ができないケースもあります。

苦手な会食のときには個人目標を設定するとうまくいく

症状をやわらげるためには

誰かと会食をしていると、苦手な雑談をすることになります。そちらに気を取られていると、食べ物を口に入れるタイミングが本当に分からなくなります。

ドアスペの僕にもそういう傾向がありますが、これは食事と雑談の同時進行がしづらいというアスペルガー症候群の症状によるもので、多くの発達障害の人はこういった悩みを人知れず持っています。

知り合いの売れっ子雑誌モデルの女性もかなり強めのアスペルガーを持っていますが、グチめいた調子で、「できるなら人と食事しない世界に行きたい」と嘆いていました。

彼女の場合は、モデルという仕事柄、付き合いで会食をすることが多いそうなのですが、人と食事をするときと、自分だけで食事をするときは、同じメニューでもまったく味が違うと言います。

人と食事をしているときには、話をしながら食べるという行為が難しくて味を感じているヒマがなく、さらに口に運ぶタイミングがつかめないので料理はどんどん冷めていくことがあるとか。残すことに罪悪感まで感じてしまい、2、3時間の会食後は、疲れ切ってしまうそうです。

会食に対して苦手意識を軽減していくには、食事をおいしく食べることを目的にするのではなく、弱点を克服するという個人目標にすり替えるのが有効です。食事をしながら会話をすれば、同時並行能力を鍛えることができます。食事の場では雑談がメインですから、雑談力を鍛えるための場だと思って臨むだけで、苦手な会食は、自己実現の貴重な練習のステージとなります。

仕事をして、人と関わりを持って生きている以上、人との付き合いは避けて通れません。ひとりで食べる方がいいと個食を続けていけば、心理的な悪化を招く「回避」につながり、他人とコミュニケーションをとって生活することがどんどん苦手になっていきます。誰かと食事をすることは、人間社会を生きていく上での生存戦略のひとつだと割り切ってみてはいかがでしょうか。

Part 3

8

片づけ

机も部屋も片づけられない

定型発達の人の場合

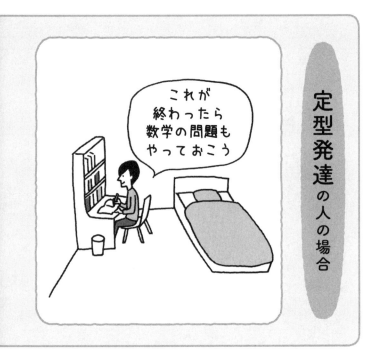

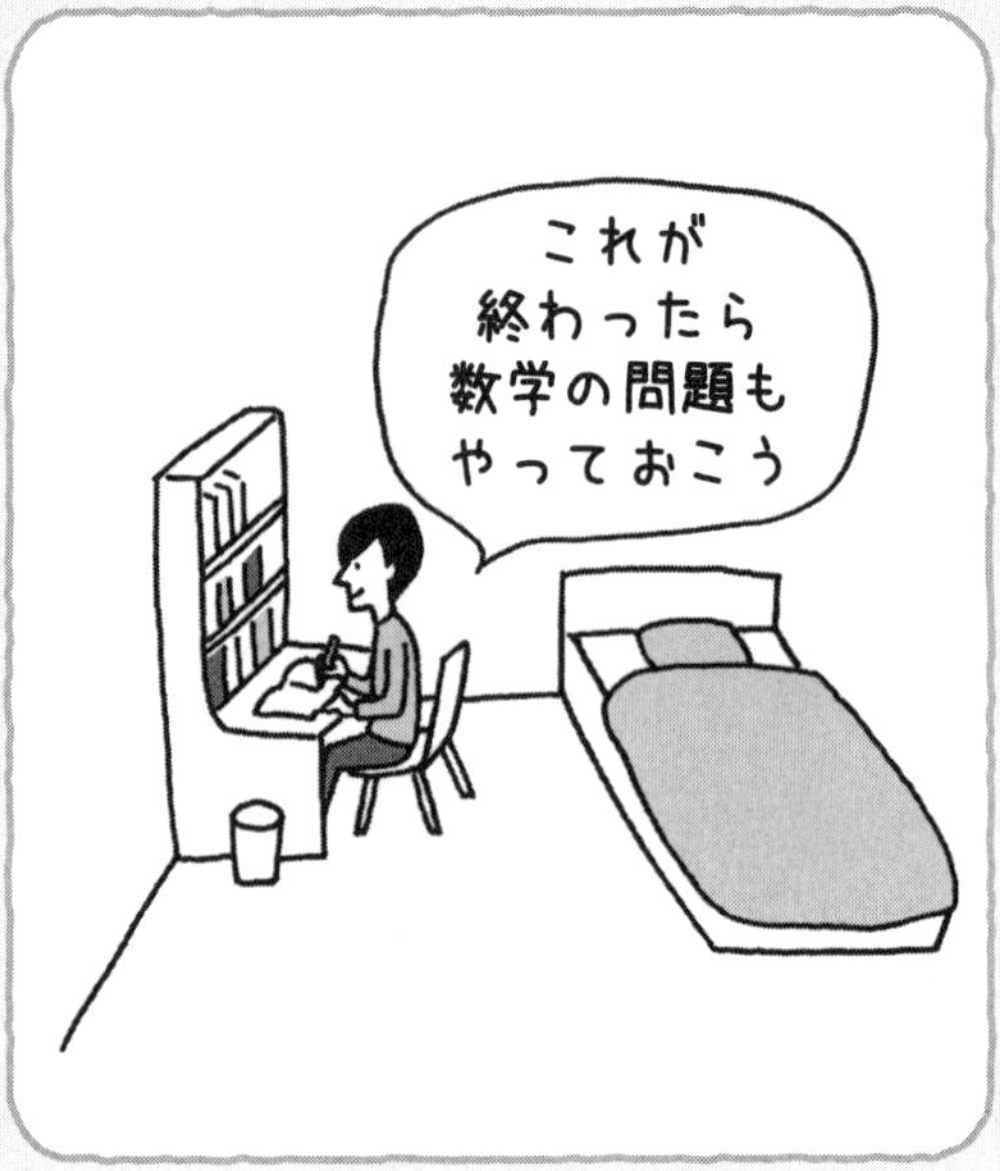
これが
終わったら
数学の問題も
やっておこう

発達障害の人の場合

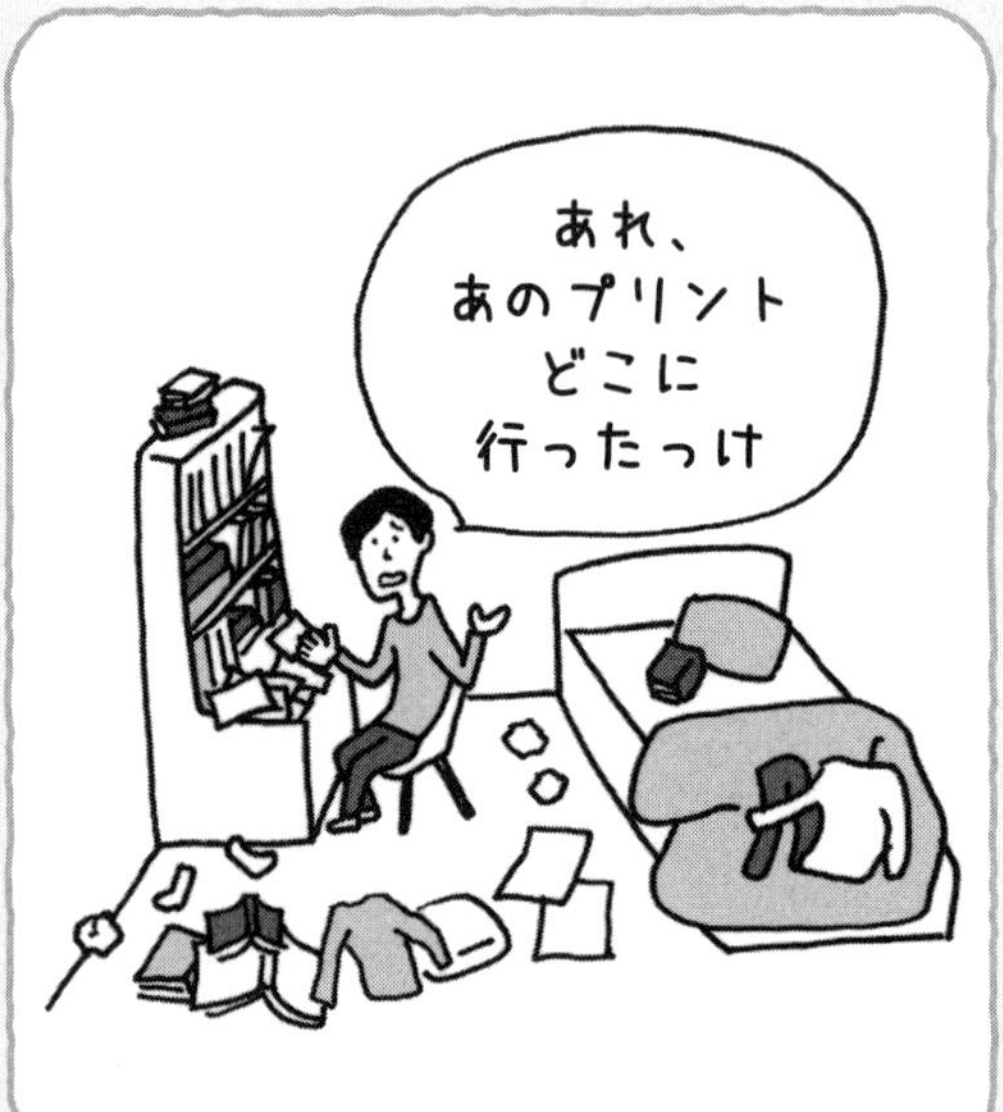
あれ、
あのプリント
どこに
行ったっけ

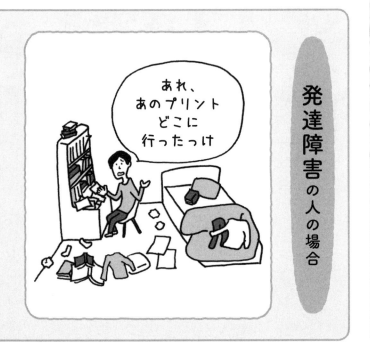

人の遺伝子には、怠けることが記憶されているといいます。農耕も定住もなかった有史以前には、食糧不足が頻発し、獣などの襲来には生死をかけて逃げなければいけませんでした。

だから、体力を温存するためにじっと動かない、つまり怠けるという生存戦略を数万年続けてきたのです。

定型発達の人であっても片づけられない人が多い理由の裏には、こんな事情があるのです。

とはいえ、定型発達の人の場合、いくら片づけが苦手だといっても、発達障害の人のように極端な例にはなりにくいといえます。家がゴミで埋まるなど、生活が立ちゆかなくなるほどの支障をきたすことはないといっていいでしょう。


ワーキングメモリーが弱い発達障害の人にとって、片づけの工程は苦手な作業の連続です。机の上を片づけようとしたら、昨日の読みかけの漫画を発見して、読みふけってしまう。本来の目的だった片づけは記憶のかなた。学生時代なら怒られてすんだことでも、業務で同じことをすれば、クビになってしまう可能性すらあります。

発達障害の人は前頭葉の機能が低下しているため、物をどのタイミングでどこに納めるかという想像力が働きません。さらに、いやなことでもやれる意志力、続けられる継続力が弱いことも、片づけ下手の原因です。物がどうしても捨てられず、いわゆる「ゴミ屋敷」化している場合は、強迫関連障害のひとつである溜め込み障害の可能性があります。

環境圧力と報酬制で片づけをクセづけする

症状をやわらげるためには

発達障害があり、自分の思考や行動を客観的に把握するメタ認知が弱い場合、傍目《はため》から見たらゴミ屋敷級に散らかっているのに、本人は散らかっているとすら感じていないということがあります。

ゴミ屋敷となると、溜め込み障害などの症状を併発していないか疑わなくてはいけませんが、そこまでいかなくても、部屋が散らかっているのにもかかわらず散らかっていないと思い込んでいたり、きれいな方がいいと分かっていても、「なんだかやる気が出ないから」と片づけに取りかかれないこともよくあります。

とくに、多動・衝動性優勢型のＡＤＨＤの人は、脳内の情報が「散らかっている」といえますが、この脳内の状態は、自分で管理している机や部屋にそのまま現れます。部屋の散らかり具合は、そのまま脳内の散らかり具合を表しているといえるのです。

机や部屋を片づけられるようになるには、地道な努力が必要です。まずは、「机を今日中に片づけなかったら、汚い状態をSNSで全世界に晒《さら》す」「机を今日中に片づけなかったら、買ってきたスイーツを捨てる」など、自分が一番ダメージを受ける罰を考え、自分にプレッシャーを与えます。

これを「環境圧力」といい、いやなことをとことん避ける傾向がある発達障害の人には、必要なことを適切に行うために必須の方法です。

自分に罰を与えるだけでは、人は動きません。同時に、作業を終えたときの報酬を設定します。「インスタ映えのする部屋としてSNSにアップしていい」「有名パティシエのスイーツを一気食いしていい」など、自分にとって心躍る行動を考えましょう。

片づけのコンサルタントに依頼をすることも有効です。しばらくの間、片づけコンサルタントに定期的に来てもらい、普段使っているものの優先順位を決め、優先順位の高いものから配置を決めて、それぞれのものに「住所」をつくります。片づいた状態を写真に撮っておき、再現できるようにしておくといいでしょう。

Part 3

9

作業・仕事

マニュアル以外のことができなくて混乱する

定型発達の人の場合

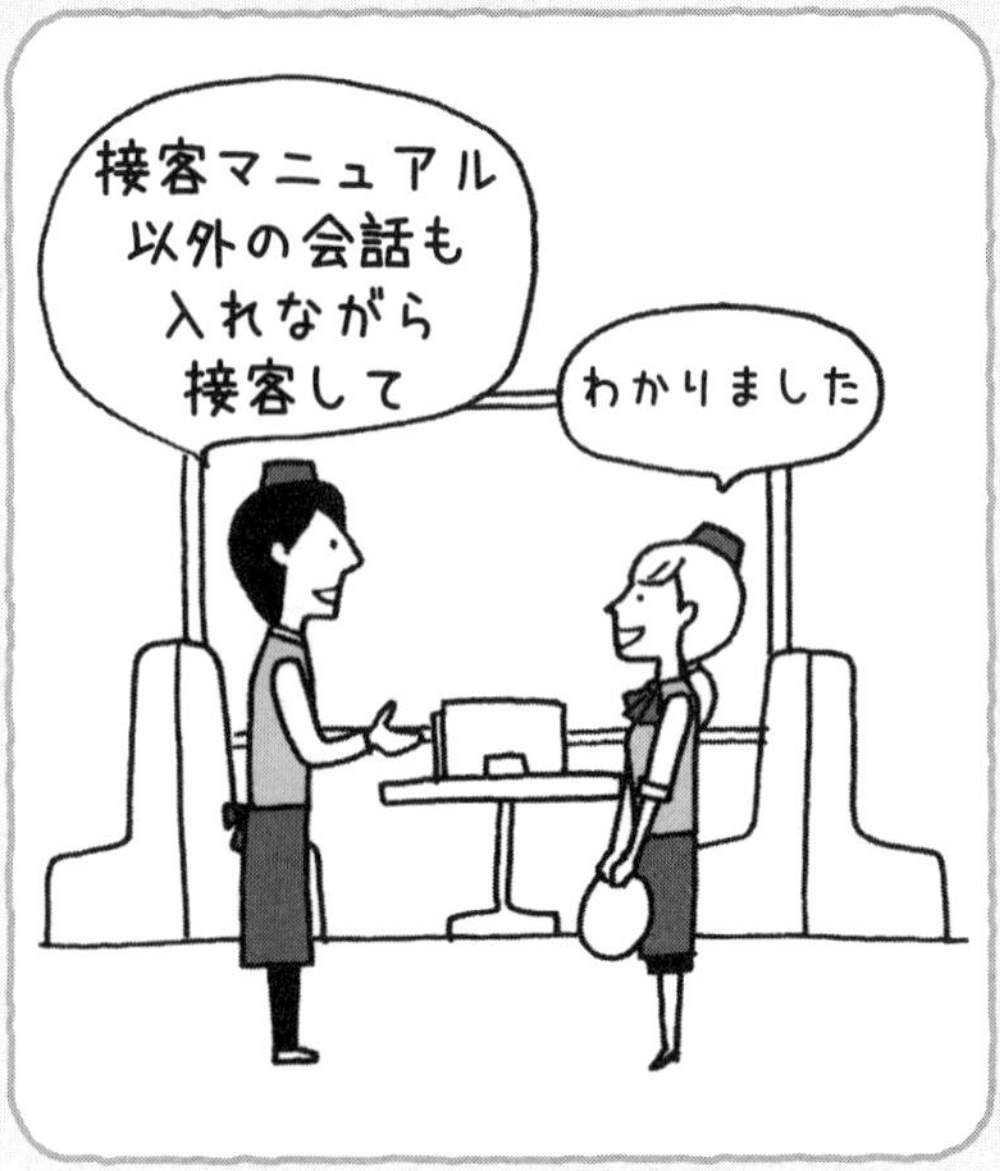

発達障害の人の場合

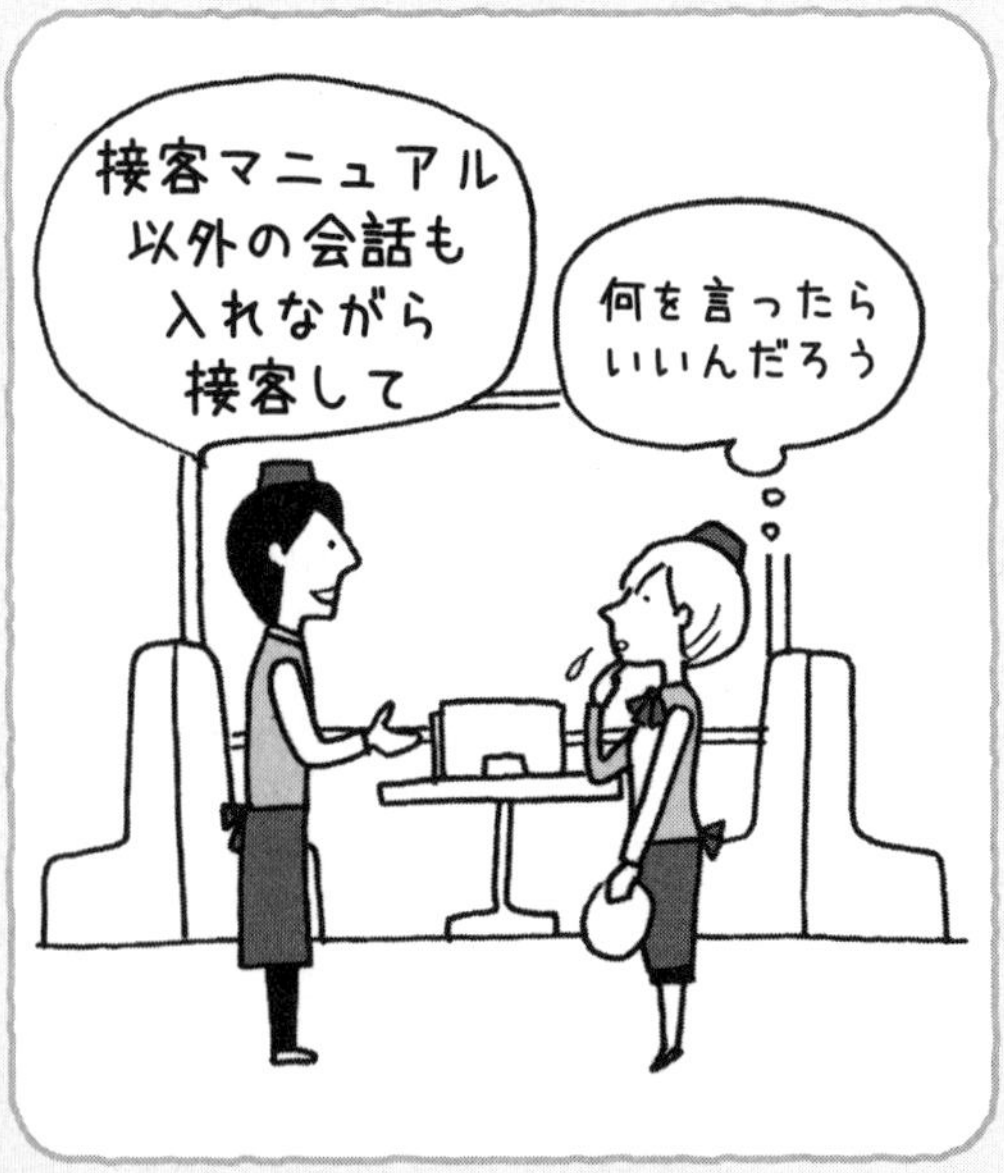

世間では、マニュアル通りにしか仕事を進められない人を「マニュアル人間」などと呼んで、ネガティブなイメージを当てはめているようですが、マニュアル通りにできることは、今日では優秀さの証となりつつあります。

定型発達の人でも、言われたことはできるが応用がきかない、試験は高得点なのに実務が苦手などの特性を持つことがあり、仕事に対する適応力は人それぞれで、千差万別です。

ただし、定型発達の人は、マニュアルをこなすだけではなく、与えられた業務に自分の働きやすさを追及したり、よりよい効率を引き出すための工夫をすることができるという傾向があります。

アスペルガー症候群の場合、前頭葉の機能不全のため、無から有を作ることができる創造力、そして想像力を働かせることを苦手としている場合が非常に多いといえます。そのかわり、マニュアルを隅々まで覚え込み、実行する能力においては、定型発達の人もかなわない才能を発揮することができます。この性質を自ら把握して伸長させ、適職を見つけた人も数多くいます。

また、マニュアル通りにきっちりとこだわりたい一面は、生活習慣にも反映されます。ストレスに弱い側面もあるので、崩れるときは大幅に崩れてしまいますが、朝の起きる時間から朝食、睡眠まで、毎日同じようにこなさないといけないという思い込みから、規則正しく、望ましい生活を送ることができます。

マニュアル通りのことができる自分をまずは褒めてあげる

症状をやわらげるためには

これはあくまで、僕がこれまで軽度を含めた発達障害の人をカウンセリングしてきた経験からの数字ですが、日本人の20人に1人は、グレーゾーンを含めた受動型、孤立型アスペルガー症候群の傾向を持っていると実感しています。受動型、孤立型アスペルガー症候群には、真面目で几帳面、悲観的でマニュアル以外の応用がきかないという特徴がありますが、これはすべて、日本人の特徴と重なります。

現在では日本の有数の輸出産業となっている自動車や家電は、そもそも欧米からの輸入品で、日本人にはまったく考えもつかないものでした。しかし、すぐにマネをして世界一のものを作り上げてしまいました。

逆にアメリカ人は、多動・衝動性優勢型のＡＤＨＤが多数を占めており、浮浪者になってもアメリカンドリームを信じて疑わない、大ざっぱでおおらか、創造力豊かな国民性が浮かび上がります。

このように、日本人はおおむね、モノマネが得意でマニュアルに従って動きたがる「アスペルガー気質」を持っていながら、一方でマニュアル人間はいけないというイメージを浸透させています。しかし、アスペルガー特有のマニュアルに従う気質があるからこそ、日本の正確で精緻《せいち》な物作り、また組織力は世界の最高水準を保っているのです。こうした事実を知り、まずはマニュアル通りに仕事がこなせる自分を褒めてあげましょう。

ただ、発達障害の症状が強く出ており、少しでも業務と違うことを言われると混乱したり、逆ギレを起こしてしまう場合には、自分をただ責めるのではなく、1回目は失敗してもかまわないと思うようにしましょう。その経験を記録し、自分なりの「仕事マニュアル作り」を進めていくと、だんだんと応用がきくようになり、いつか自由な発想を得られるのです。発達障害の人は、人より遅いかもしれないけれども、確実に発達を続けています。マニュアルを溜め続ける経験は、自分に自信を持つための武器となってくれるでしょう。

Part 3

10

電話

電話の応対がすごく苦手

定型発達の人の場合

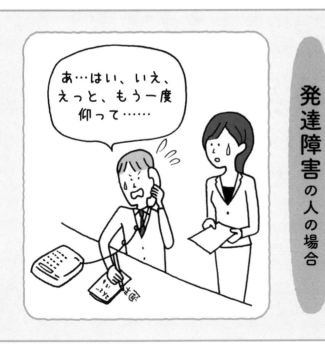

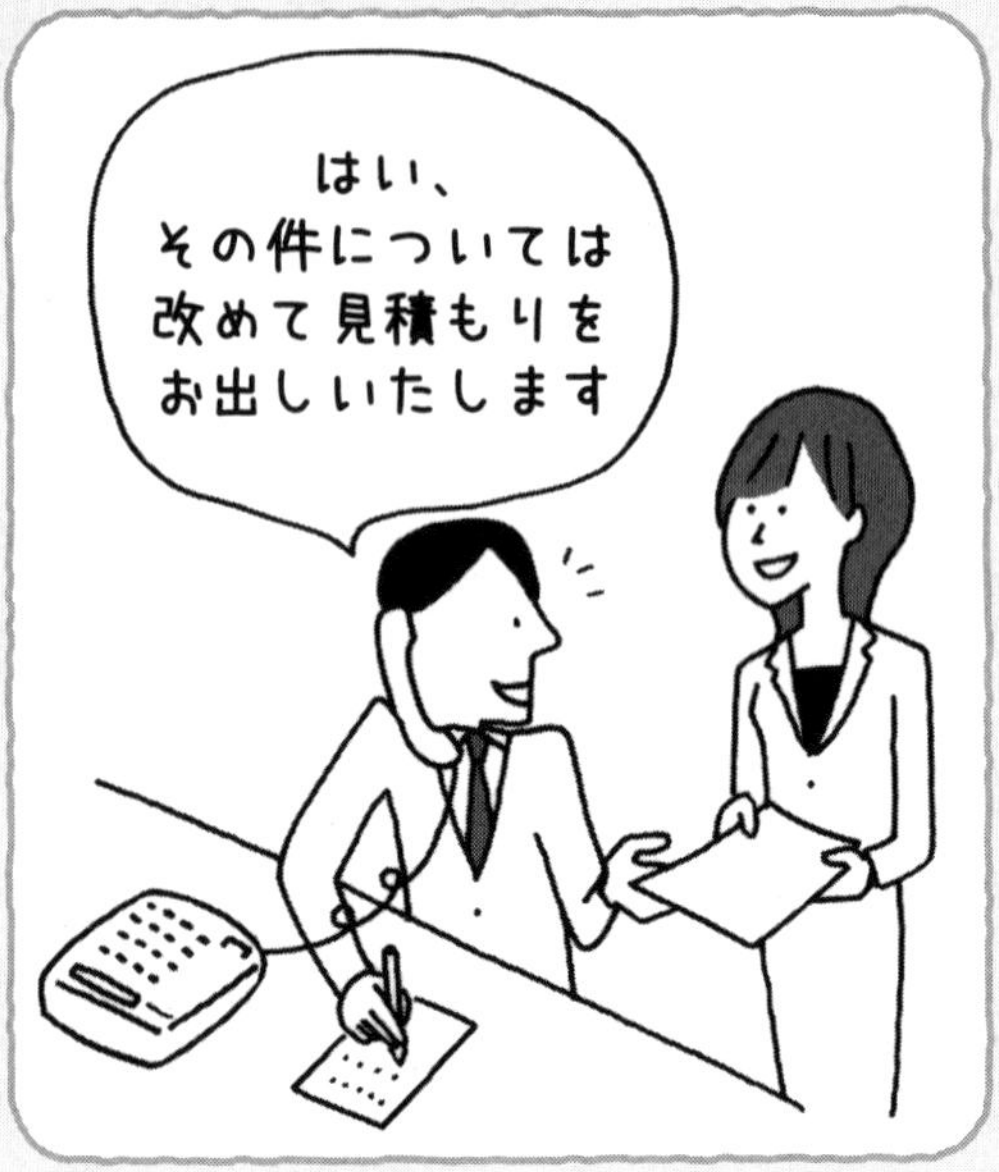
はい、
その件については
改めて見積もりを
お出しいたします

発達障害の人の場合

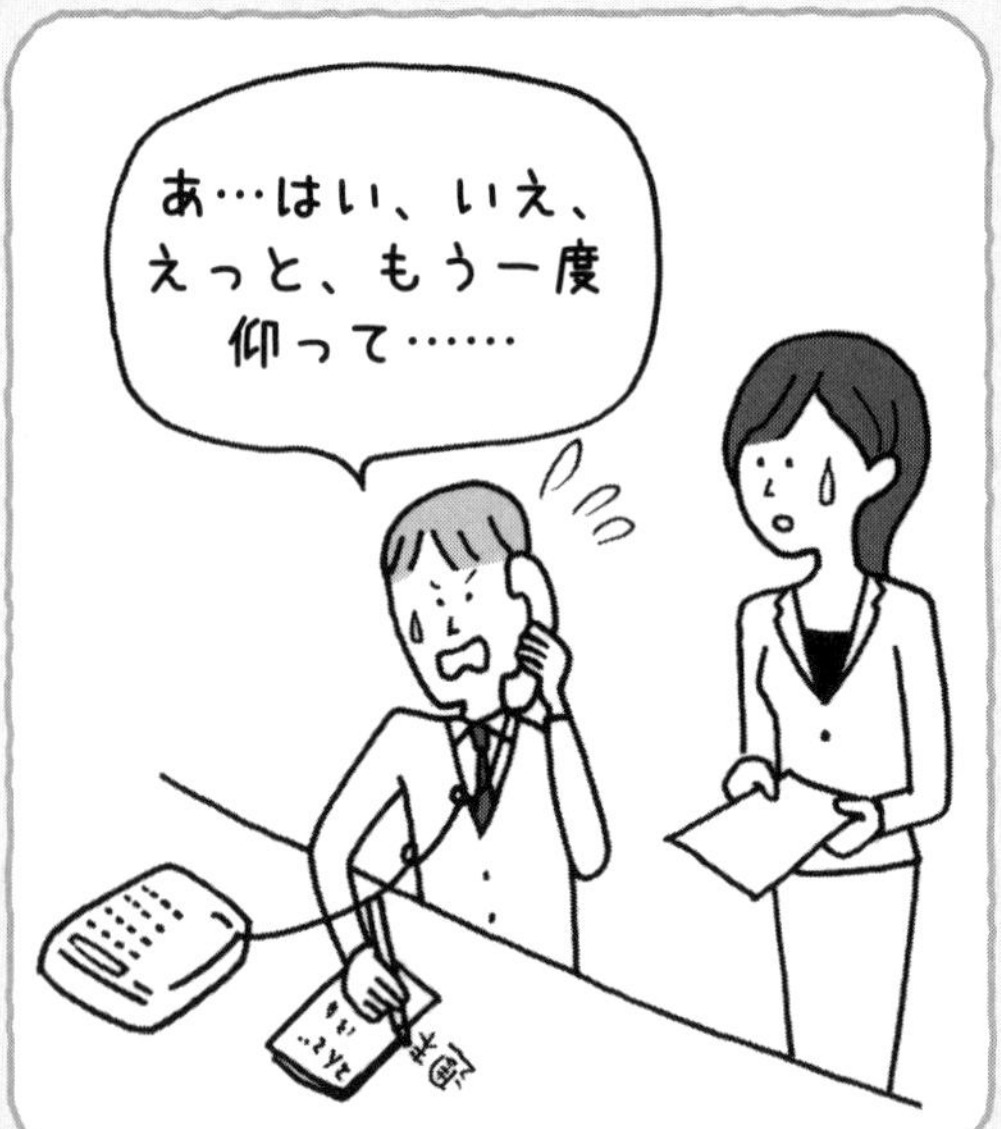
あ…はい、いえ、
えっと、もう一度
仰って……

保留ボタンを押したつもりが相手からの電話を切ってしまった、英語で電話がかかってきたときに対応できず黙って切った、「失礼しません」と語尾を間違えてしまった……などの失敗談はよく聞きますが、新入社員時代や、転職して間もないということでもない限り、電話応対の基本は、社会に出るようになって数ヶ月もすれば覚えてしまいます。

ただ、コールセンターのオペレーターやクレーム対応係など、電話業務のプロとして働く人は、電話を通して見えない相手に安心感を与える応対、相手の立場に立つ受け答えができる技術など、高次なコミュニケーションを日々こなしています。たかが電話応対と思いがちですが、新人にはハードルが高く、上を目指せばきりがない重要な業務です。

新入社員として就職すると、たいてい最初は電話応対業務を任せられます。電話応対には、話を聞きながらメモを取るという同時並行の能力が求められますが、同時並行処理が苦手な発達障害の人にとってこの作業は難しく、業務でつまずく第一歩となることがあります。

また、想像力を働かせづらい特性から、未知のことに過剰な恐怖を抱いてしまう傾向もあるため、誰からかかってくるか分からない電話が怖くてたまらなくなることもあります。

さらに、聴覚からの情報を苦手とする傾向も持っていることから、一度聞いただけでは言葉自体が聞き取りづらく、内容も頭に入らないため、メモを書いても、それがなんのことだったか分からないという状況を招いてしまいます。

焦る心を落ち着けてから受話器を取る

症状をやわらげるためには

発達障害の人は、はっきり言って人に興味が持てず、なにをするか予測がつかないので人が怖いと思っているところがあります。さらに、ストレス耐性がなく、いやなことをとことん回避してしまうので、いったん電話を苦手だと思ってしまうと、苦手意識ばかりが膨らんで、絶対に電話を取らないなどの強硬手段に出ることもあります。

発達障害の人は、長期記憶や視覚情報の記憶は大変優れていますが、口頭言語の記憶と理解がしづらく、また、短期記憶であるワーキングメモリーが弱いことから、途中でなにを言われているのか分からなくなってしまいます。

20代の新入社員だという女性が、「電話応対で失敗しました。仕事をクビになるかもしれません」と真っ青な顔で相談に来たことがあります。どんな失敗をしてしまったのかと思ったら、「お客様の電話で間違ったメモを残してしまい、担当に怒られた」という、新人によくありがちな失敗でした。このように、発達障害の人は、自己肯定感を持てないため、少しでも怒られると、世界が終わるかのように過剰に反応してしまいがちです。

彼女が業務に順応できるように、まずは電話応対のマニュアルを頭にたたき込んでもらい、さらに一目でわかるマニュアルの表を受話器の横に置いてもらって、電話の相手がなにを言うか分からないという未知の恐怖をやわらげてもらいました。また、電話がかかってきてすぐに受話器を取ると、焦ってミスを誘発してしまうので、3コール待って自分のペースをつくってから出ることと、電話口ではゆっくりハキハキと話すことを伝えました。

スマホ世代の彼女たちは、電話自体に慣れていないせいか、「メールの方がいい」と言う人も増えています。実際に、メールでは流ちょうに長文をしたためることができる人が多いようです。ただし、真面目すぎる傾向があるアスペルガー症候群の人は、相手が1行で連絡してきたことに、小説を書くように長文の返事をしてしまいます。こういうときには、「相手と同じ文章の長さで返信してください」と伝えています。

Part 3

11

挨拶

「おはよう」「さようなら」が言えない

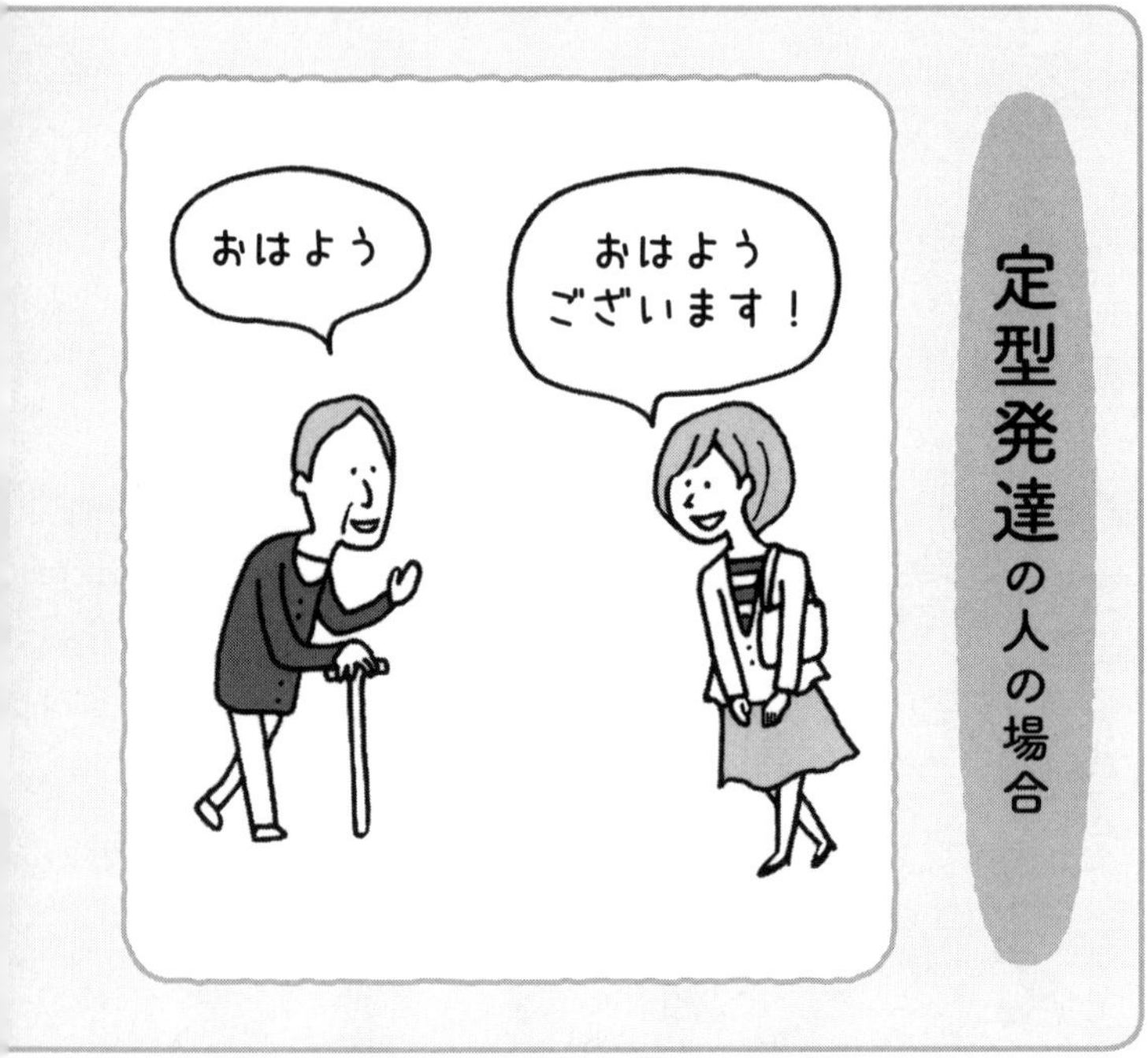
定型発達の人の場合
おはよう
ございます！
おはよう

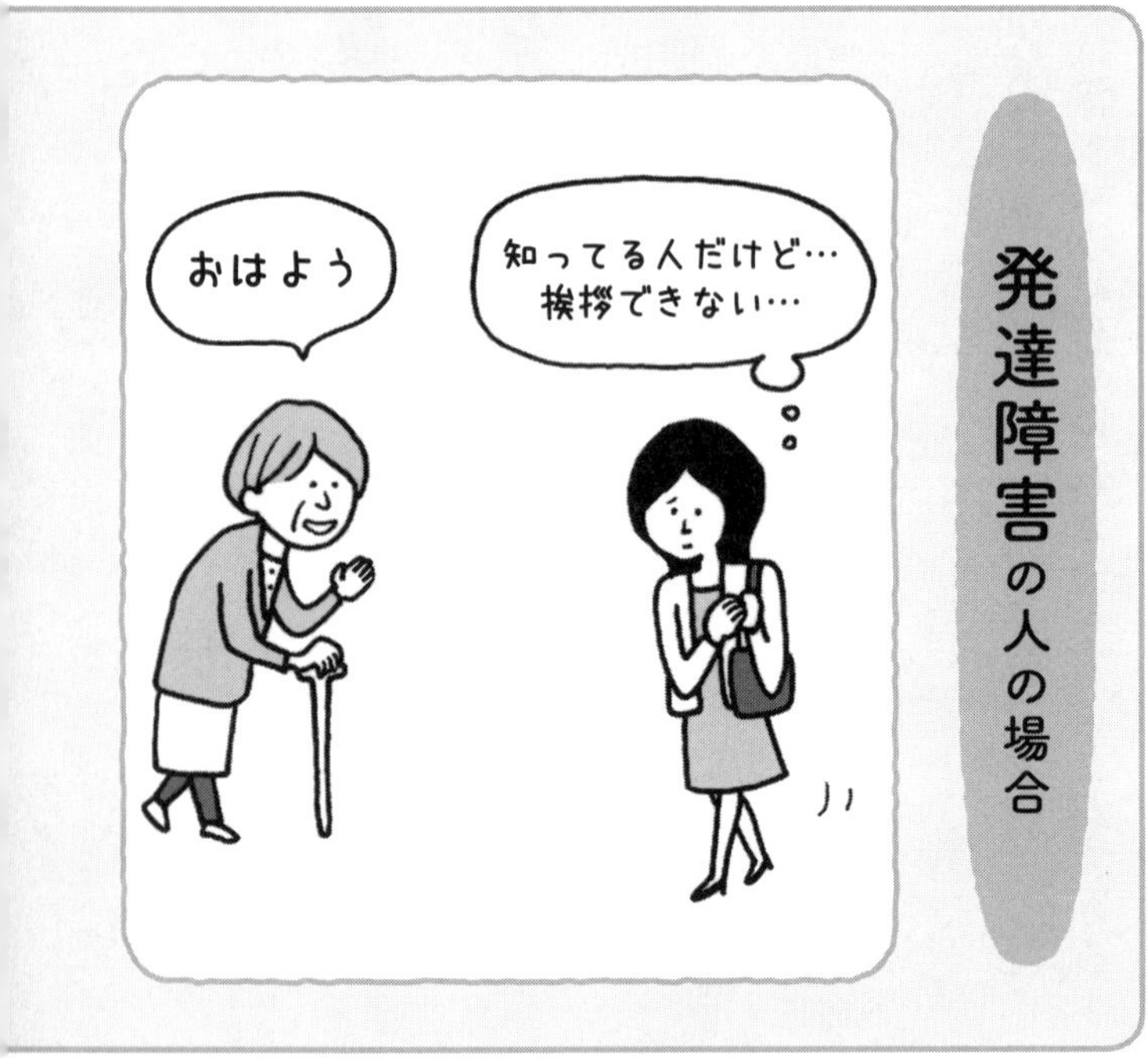
発達障害の人の場合
知ってる人だけど…
挨拶できない…
おはよう

挨拶《あいさつ》は人間関係の基本ともいえる重要なコミュニケーション手段です。きちんと挨拶ができないと、相手から信頼を得ることはできないでしょう。

発達障害の人の場合、症状から挨拶ができないことがよくありますが、そうではないのに挨拶をあえてしないという人がいます。

たとえば、不必要なことをして自分の損になることはしないという合理主義の考えからしない人。プライドが高く、目下だと思った人には挨拶しない人。しかし、見下している相手から挨拶がないと怒りだすこともあります。嫌いな相手にだけ挨拶をしないという人もいます。

どちらにせよ、挨拶をしないという選択は、それだけで人間関係を困難にするということを認識しなくてはいけません。

自己評価の低い発達障害の人は、ただ挨拶のためだけに自分から声をかけるのは迷惑なのではないかと思ってしまいます。もしくは、挨拶が苦手すぎて、自分がしたくないことを正当化し、理論武装をしてしまうことも。

「世間は挨拶を盲信しているが、挨拶をしても職場の雰囲気は変わらない。だから挨拶の意義はまったくないと思う」と言ったアスペルガー症候群の人がいましたが、こういった論理のすり替えは、典型的な症状のひとつです。

人が怖い、雑談が苦手という理由から、挨拶をしない人もいました。また、意を決して挨拶をしたのに無視されてしまい、深く傷ついた経験から、人に声をかけられなくなってしまったというケースもあります。

まずは声に出して自分に挨拶をすることからはじめる

症状をやわらげるためには

発達障害の人、とくに不注意優勢型ＡＤＨＤ、受け身型アスペルガー症候群の人は、何事にも恐怖が先に立ち、緊張してしまう傾向があります。

自分から話しかけるのはとんでもないことで、話しかけられるだけで慌ててしまい、返事ができなかったり、ちぐはぐな答えをしてしまうこともあります。この傾向は、学校での生活や仕事で人付き合いの経験をしていくにつれ、だんだんと薄れていきますが、なくなるわけではありません。

名だたる大企業に就職して3年目の25歳の女性は、「恥ずかしくてきちんと挨拶ができず、上司から注意を受けてしまった」と、相談に訪れました。

話をしていると、うつむき加減で目を合わせてくれず、終始自信のなさそうなか細い声です。しかし、今どんな仕事をしているかを聞くと、急に目が輝きはじめ、自分の業務を丁寧に分かりやすく伝えてくれました。新卒で誰もが知っている企業に入れたぐらいですから、優秀な人であるのは間違いありません。

ただ、社内の誰よりも自社の歴史や業務に関心があり、勉強を怠らないにもかかわらず、自分はなにもできないダメ社員だという劣等感を強く抱いていました。それが、引っ込み思案の性格と相まって、「こんなダメな自分から挨拶をしたら怒られるのではないか」という根拠のない不安を持っていました。

まずはじめてもらうのは、朝起きたら、声を出して自分におはようと言うこと。そして会社では、声を出すことにこだわらずに、深々と頭を下げることから実践してもらいました。

一番いけないのが、周囲に挨拶を強要されることです。挨拶のできない人は萎縮してしまうだけなので、自分から「私、今日から挨拶強化月間でいきます、挨拶しなかったらごめんなさい」などと周知する工夫をしましょう。そして、仲のいい同僚など、声をかけやすい人から挨拶をすることに慣れていきます。緊張しやすく恥ずかしがりやという根本は変わりませんが、仕事ができる人は挨拶もできるようになっていきます。彼女も練習を積めば必ずできるようになるでしょう。

Part 3

12

報告、連絡、相談

いつ、だれに、なにを相談していいのか分からない

定型発達の人の場合

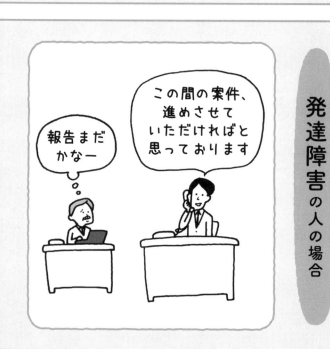

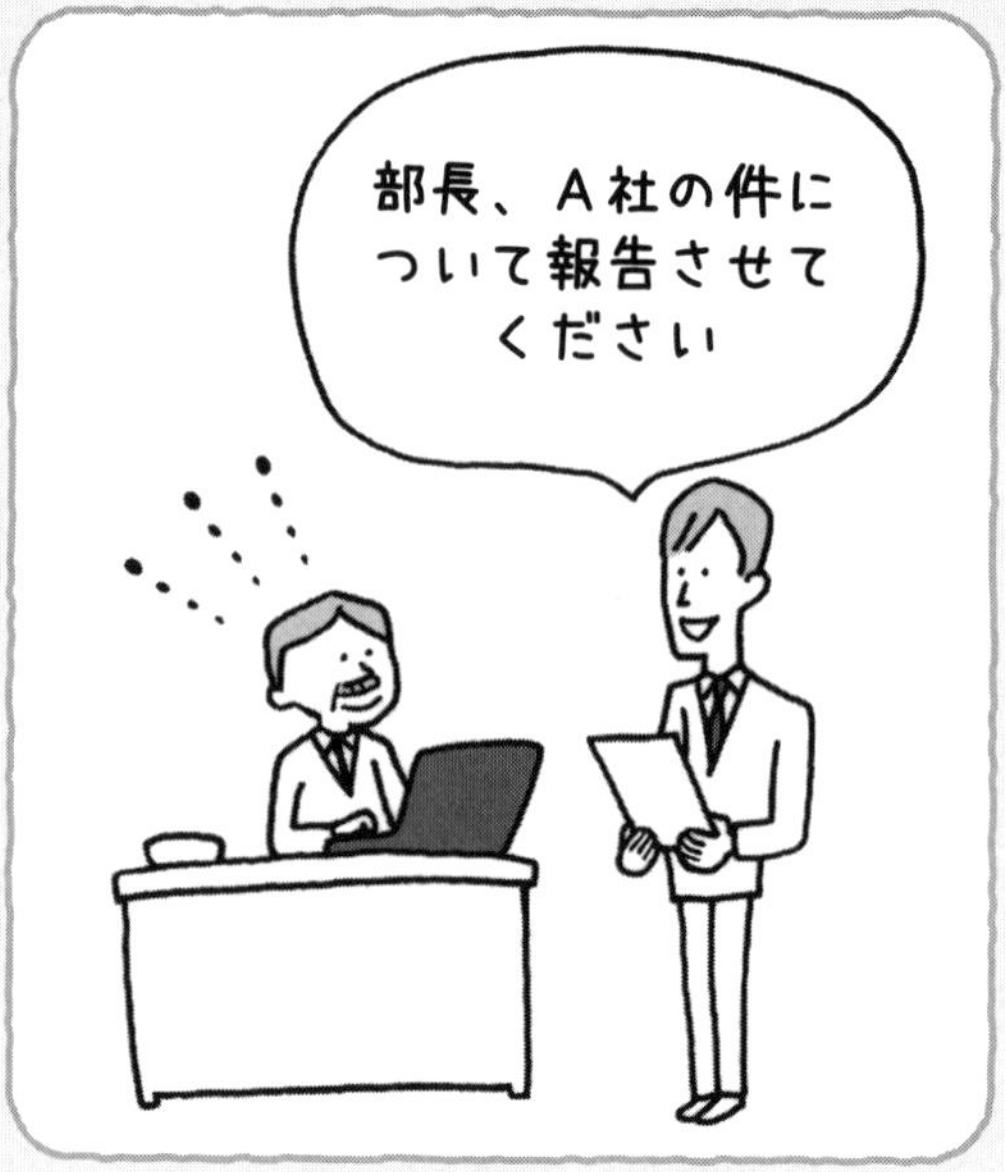
部長、A社の件について報告させてください

発達障害の人の場合

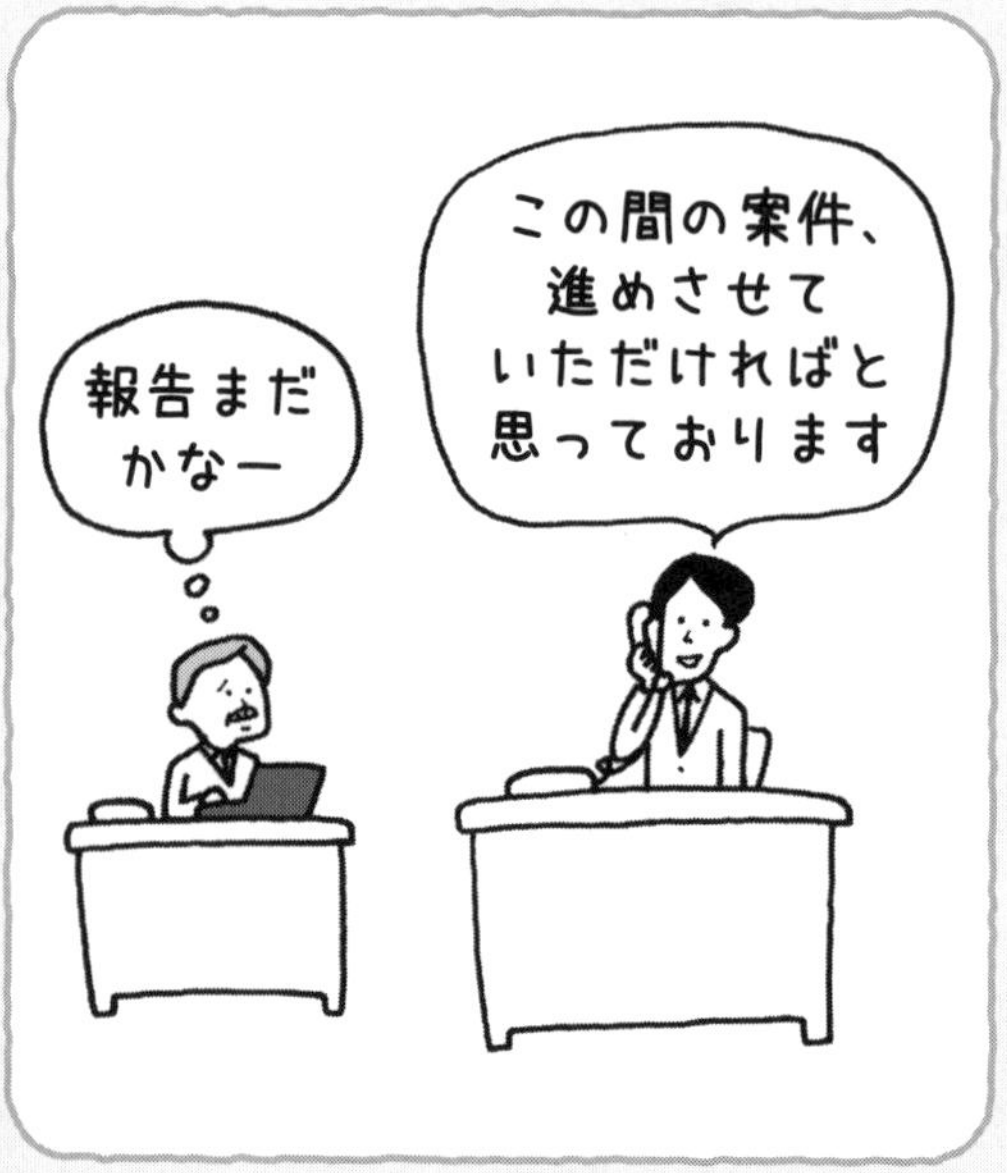
この間の案件、進めさせていただければと思っております
報告まだかなー

報連相《ほうれんそう》は、社内の情報共有や各個人の仕事をスムーズにするためのルールとして、ほとんどの企業で使われています。「報告」とは、部下が上司やリーダーに状況や結果を知らせること。「連絡」とは、必要な情報を関係する人全員に通知すること。「相談」とは、自分で判断がつかない場合や意見をもらいたいときにアドバイスをもらうことです。

新入社員は「報連相のタイミングや、やり方が分からない」と悩みますが、若手は報連相を的確にできるだけで、優秀な人材として評価されるようです。

定型発達の人であれば、苦手意識があったとしても、理解してうまくこなせるようになるでしょう。年次が進んでベテランと呼ばれるようになってもできない、というケースは希だといえます。

発達障害の人は、相手がなにを要求しているのか、どう感じているのかを推察できない傾向にあり、また、自分が分かっていることは相手も当然分かっていると錯覚しがちなため、報連相をしなくても大丈夫だと信じ込んでいることがあります。

受け身型のアスペルガー症候群の人は、相談を持ちかけられたら相手は迷惑ではないかと思い悩んでしまい、結局、報連相できなかったというケースが多いようです。

強いこだわりと勝ち負けにこだわってしまうという特徴から、報連相することを負けだと思い込んでいることもあります。上司に頭を下げることを異常にいやがり、結果として報連相をしなくなったというケースもあります。

自分の認知をとことん掘り下げてみる

症状をやわらげるためには

否定的な思考で物事を捉えてしまう傾向がある発達障害の人は、「自分がする報連相には、きっと不備があるに違いない」と考えてしまったり、「お前はまだそんなことを相談するレベルなのか」と言われることを想像して、不安に駆られてしまう傾向があります。そのため、仕事で適切な報告や相談をすることができず、損失を出してしまったり、トラブルを起こしてしまうこともあります。

この否定的思考は認知がゆがんでいる状態といえます。認知とは、「言語化された思考」のことで、世界に存在するなにかを記憶する場合には、その一部を切り取り、自分なりの解釈を加えて認知を獲得しています。同じものを見ていても、ひとりひとり違った形で認知をしていますが、これが否定的であったり、恐怖に紐付けられてしまっているのが、発達障害の人の認知です。報連相に苦手意識や恐怖を感じていたら、まずはゆがんだ認知を改善していかなくてはなりません。

その方法は、報連相に対して自分はどう思っているのかをすべて書き出し、さらに、そのひとつひとつについて、なぜそう思ったのかを書き出す。これを、もう書くことがないというところまで続けます。この書くことがない、と思ったところが、報連相に対する自分の認知です。書いた記録が残っているため、自分の思考の軌道を辿《たど》ることができ、また、冷静に見直すことで、自分の認知は世間と比べてどうだったかを思考することが可能になります。この方法は、とくに論理的な思考が得意なアスペルガー症候群の人に向いています。

こうして自分の認知を確認するとともに、業務上で改善をしていくためには、上司や周囲の人の協力が欠かせません。タイミングが分からない場合は、上司と相談して、毎日○時に報告をするなど定時を決めてもらったり、メモをして相手の机に置いていいというルールを作ってもらう。誰になにを報告するのか分からない場合は、上司に正直に伝え、あらかじめ具体例を出してもらい、教えてもらえる体制をつくる工夫をしていくことが大切です。どうしても口頭での報連相が難しい人は、報連相の項目を記載した「報連相プリント」を活用することをおすすめします。

Part 4

恋愛、夫婦、親子のコミュニケーション

プライベートの付き合いでは、緊張が薄れるため、
特性が強く表れることが多くなります。
自分の特性を知り、
相手と良好な関係を築くヒントが満載です。

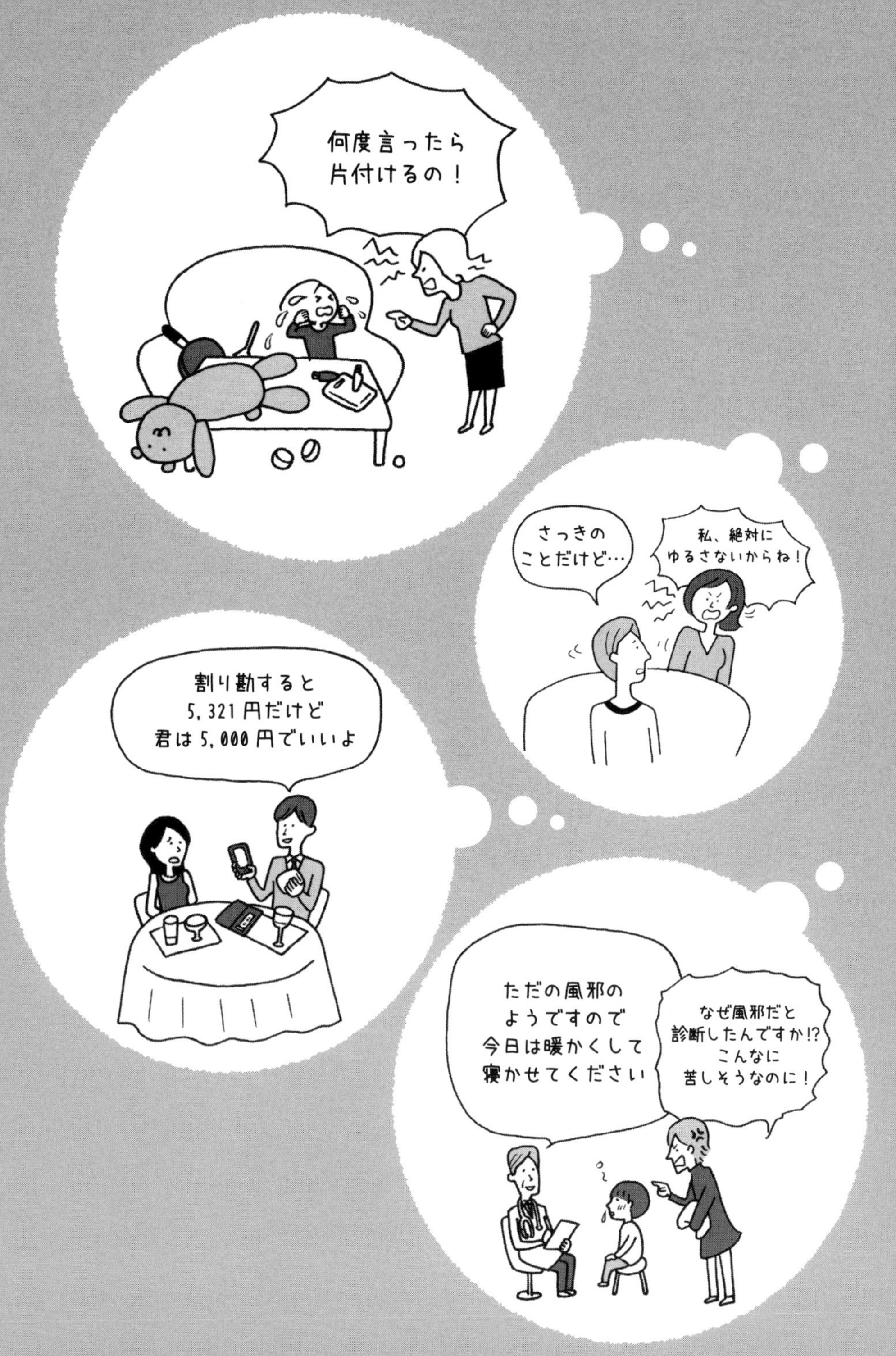
何度言ったら片付けるの！
さっきのことだけど…
私、絶対にゆるさないからね！
割り勘すると5,321円だけど君は5,000円でいいよ
ただの風邪のようですので今日は暖かくして寝かせてください
なぜ風邪だと診断したんですか!?こんなに苦しそうなのに！

Part 4

1

恋愛編 1

恋人といるより、ひとりでいるのが好き

定型発達の人の場合

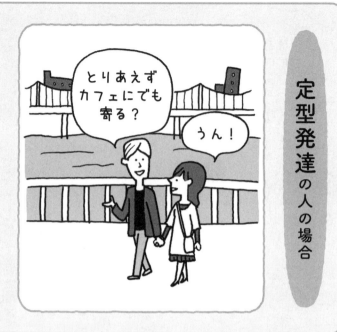

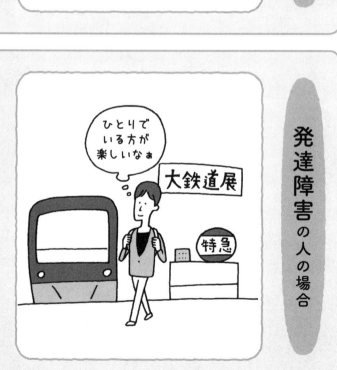

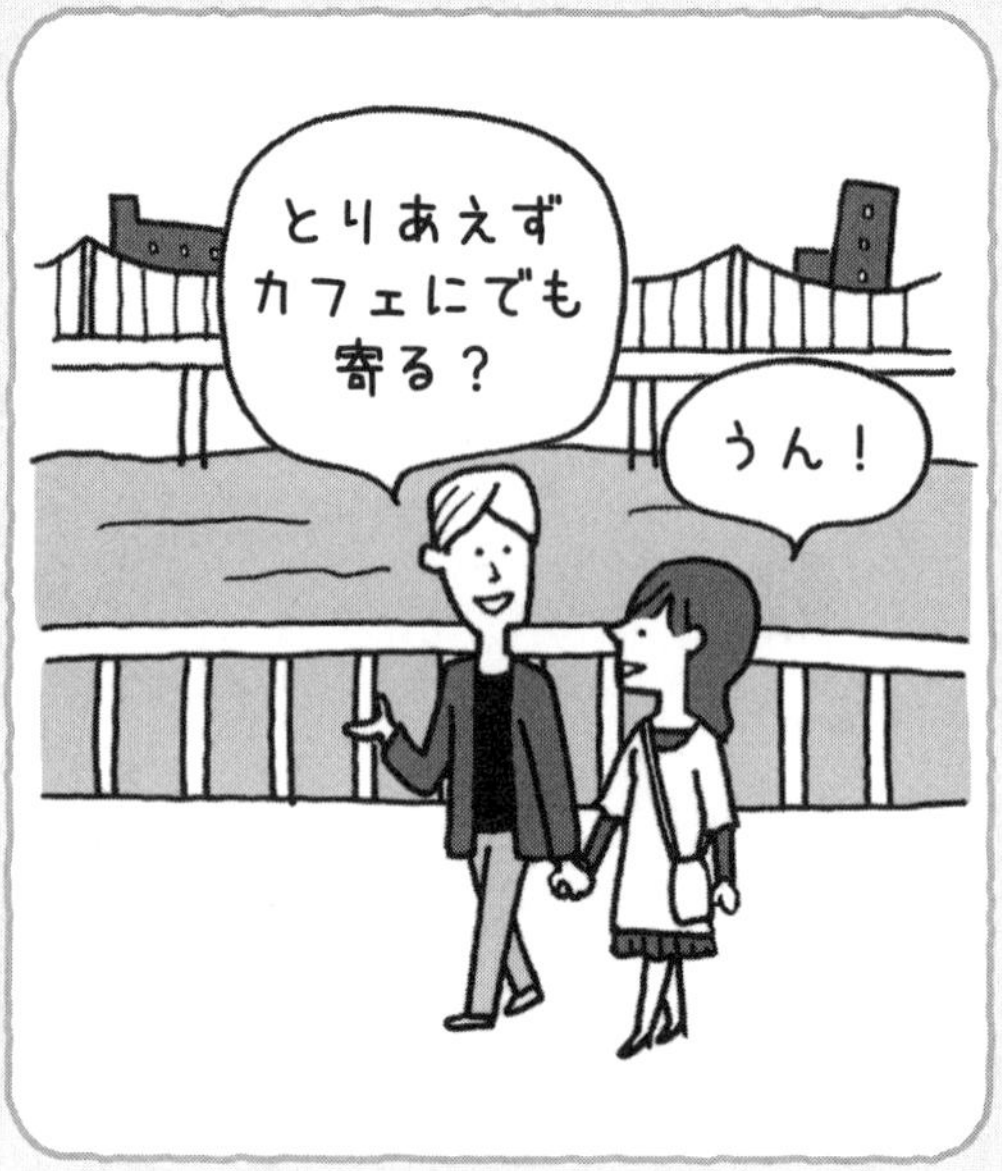
とりあえず
カフェにでも
寄る？
うん！

発達障害の人の場合

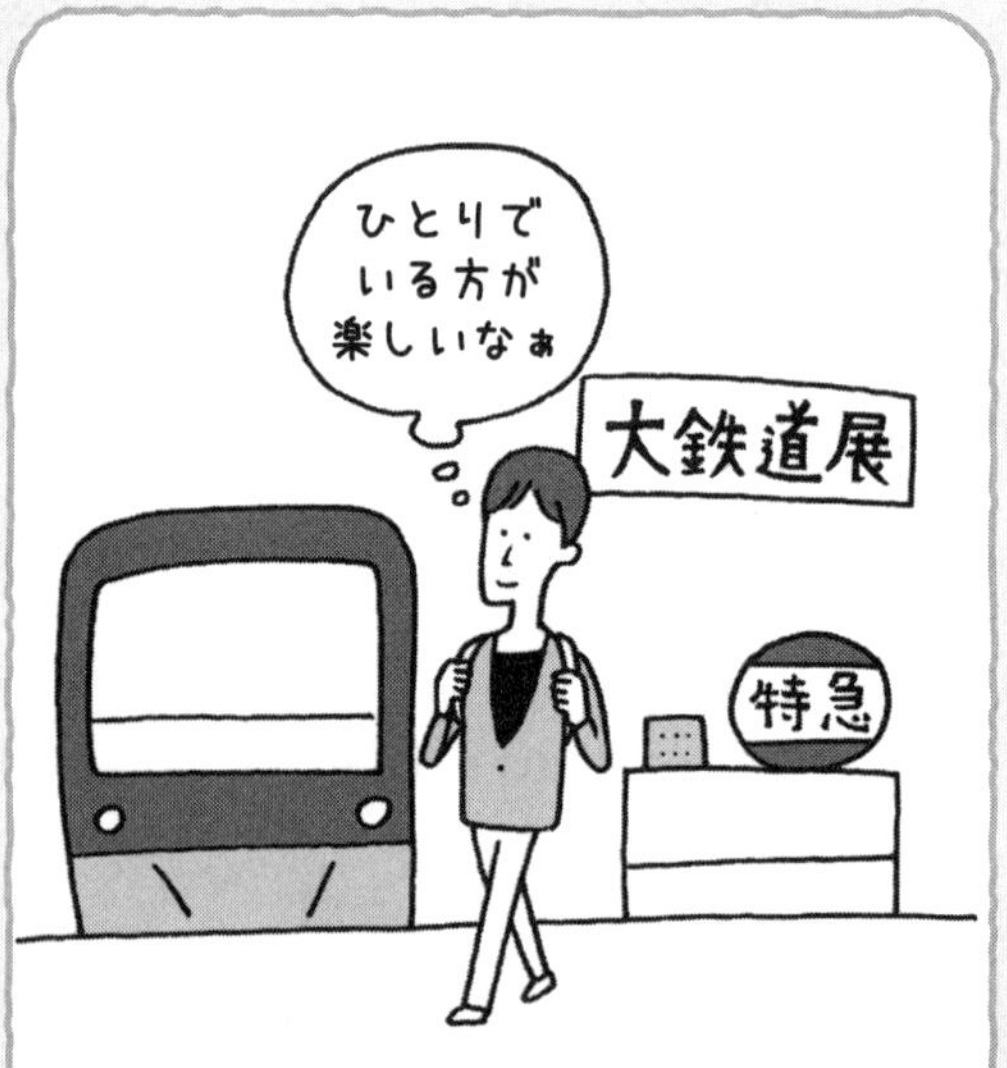
ひとりで
いる方が
楽しいなぁ
大鉄道展
特急

たとえばデートの場合、定型発達の男性であれば、目的地を決めたり、レストランを予約するなど、女性のエスコートもそれほど苦労なくできるでしょう。

長く付き合った恋人同士なら、レストランの予約は彼女で、目的地までの交通経路確認は彼氏、などと自然に2人で役割分担することができ、穏やかな関係を築けます。

女性は男性とは違い、目的に向かって計画的に行動するというよりは、その経過を楽しみたいという特徴があります。

男性にとっては、目的のない行動はイライラしてしまいがちですが、これも定型発達の人であれば、好きな相手の希望や好みに合わせて対応できるので、女性も安心して付き合えるでしょう。

発達障害の人は、男女ともに相手を好きだと思っているにもかかわらず、少しでも自分のペースを乱されると、ついイライラしてしまいます。しかも、自分の気持ちを隠すことが苦手なので、そのイライラを相手にぶつけてしまい、ケンカになることもよくあります。

男性が発達障害の場合は、「男が引っ張っていかなくては」という思い込みからプレッシャー負けして、余裕がなくなってしまいます。まるで接客業をしているかのように気を使いまくって、彼女と会った後は疲れ果ててしまうことも。

男女ともに共感力が低いため、なにを話せばいいのか分からず、つい自分のことや趣味の話ばかりになってフラれてしまうこともあるようです。

デートのときには目的を作る工夫を

症状をやわらげるためには

人と一緒にいることが苦手で、人の気持ちを思いやることが難しいのが発達障害の人の特徴ですが、そのくせ人一倍さみしがり屋でもあります。多動傾向のあるADHDの人であれば、弁が立ち、相手を喜ばせる術《すべ》を心得ていることがあるのでモテますし、また、なぜかアスペルガー症候群には顔立ちが整っている人が多く、すぐに恋人ができる人もたくさんいます。

しかし、加減が分からずに、なんでもかんでも相手の世話を焼きすぎてしまって、いわゆるダメンズを引き寄せてしまう女性もいれば、相手の気持ちを想像することができず、接客をするように慇懃《いんぎん》に気を使って逆に引かれてしまう男性もいて、恋人関係がうまくいかない事例が多すぎるのもまた事実です。

発達障害の人は、コミュニケーション不全という大きな特性があるために、仕事で失敗をする以上に、恋愛でつまずいているケースが多いといえます。

何度も何度も恋愛で失敗した結果、人そのものが怖くなってしまい、ひとりで過ごすことを選ぶ人を、これまで数多く見てきました。恋愛相談に答えることももちろん多いですが、最初にお伝えしているのは、とくに恋愛関係においては、完全な解決方法はないということです。

とはいえ、解決方法はないといっても、恋愛にとって障害となる特性を改善させ、やわらげることはできます。たとえば、ワーキングメモリーを鍛えれば、計画性をある程度身につけることができ、同時並行処理能力も上がるので、デートのときにあちこちに目配りがきくようになり、相手に配慮することが以前よりはできるようになるでしょう。

発達障害の人の場合、目的のない行動をすることに我慢ができない傾向があるため、恋人とデートをすることで、生産性が上がる、知的欲求が満たせる、趣味を楽しめるなどの目的を達せられる関係を築くことが重要です。

目的意識があれば、相手に会いに行く億劫《おっくう》な気持ちも薄らぎ、前向きに相手との関係を楽しめるようになります。

Part 4

2

恋愛編 2

デートでもきちんと割り勘にしないと気がすまない

定型発達の人の場合

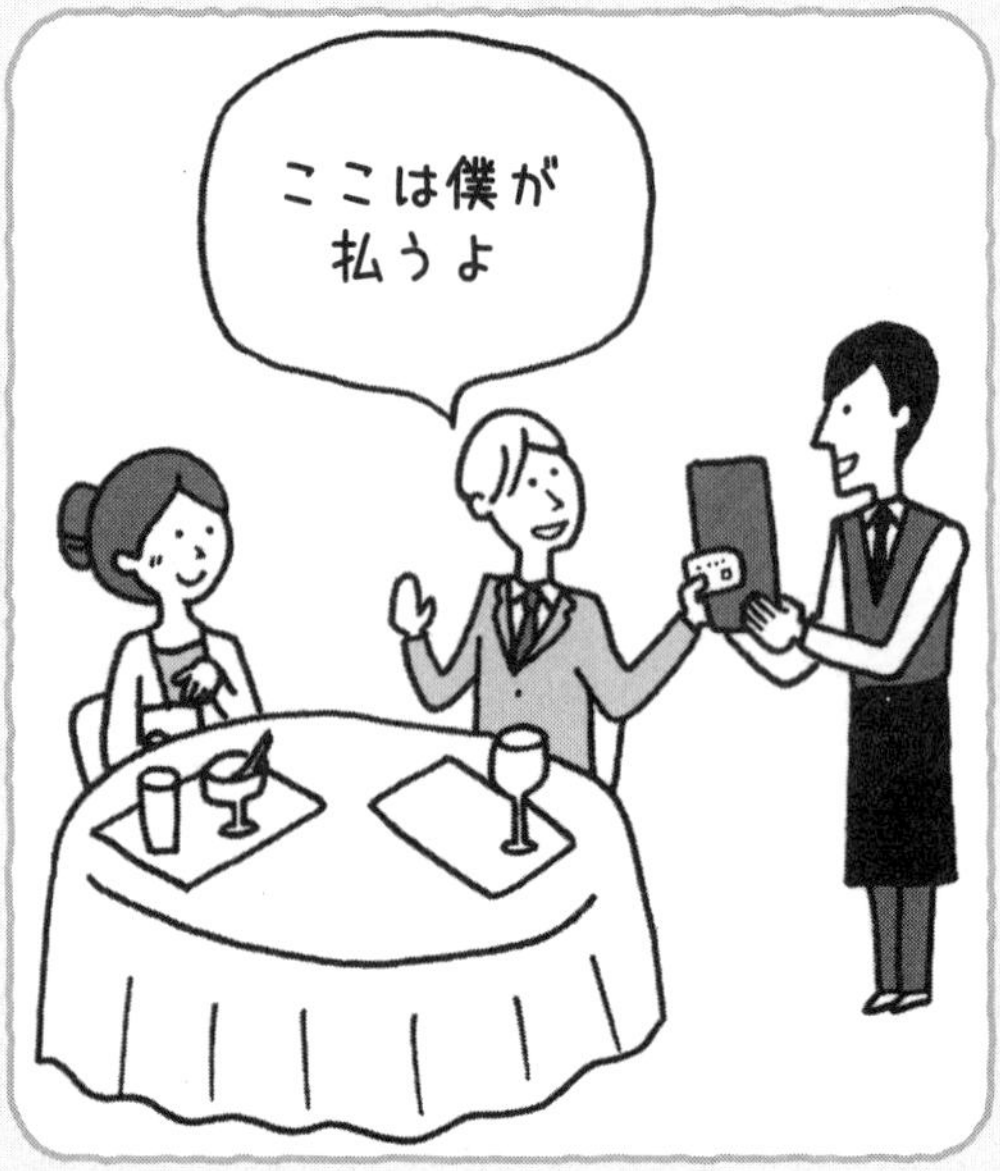
ここは僕が
払うよ

発達障害の人の場合

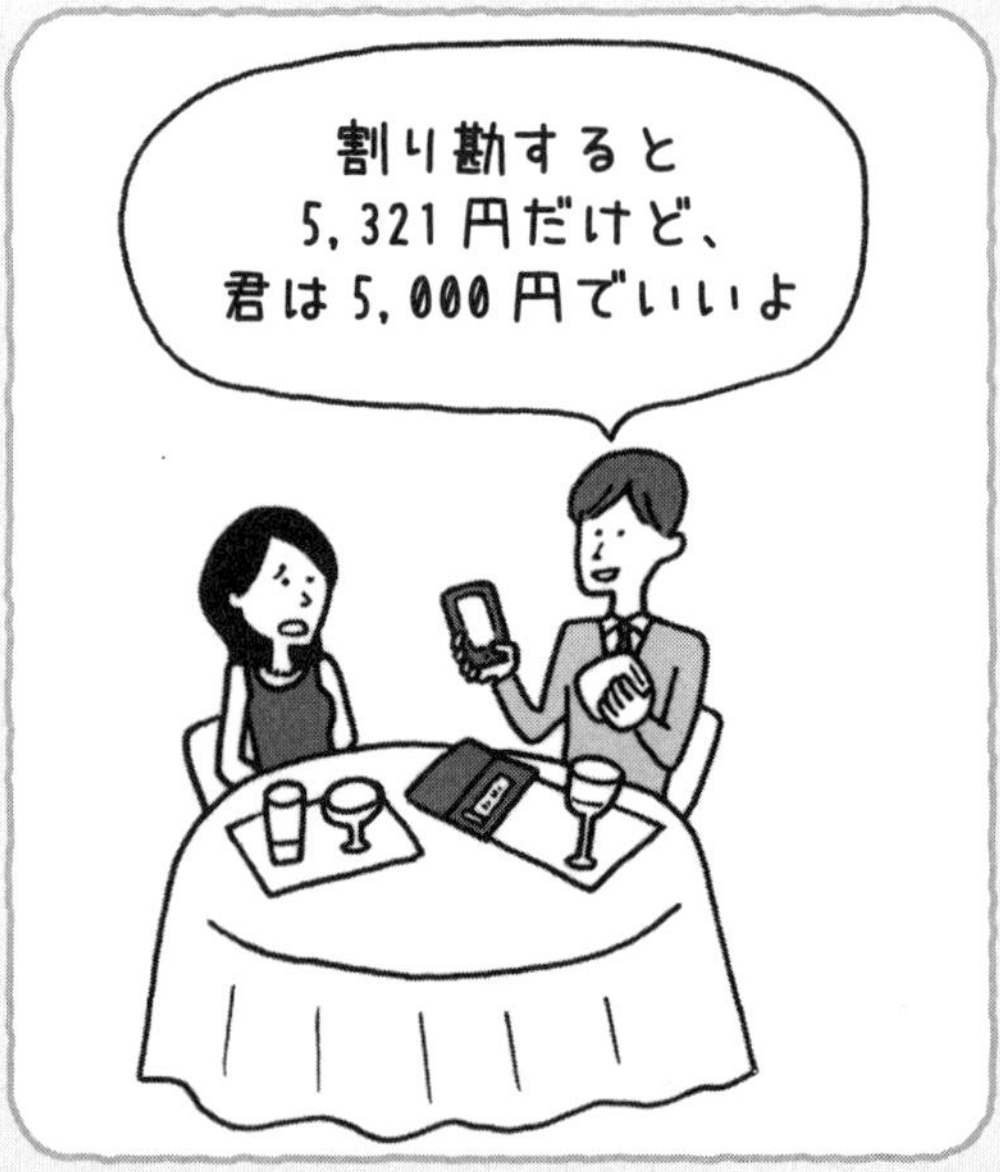
割り勘すると
5,321円だけど、
君は5,000円でいいよ

日本は世界でも割り勘が根付いている国です。若い世代であれば、男女で収入が変わらないということもあり、抵抗がないという女性も増えてきたようです。

しかし、デートのたびに絶対に割り勘にする男性、スマホの計算アプリを取り出して1円単位で割り勘にする男性、誕生日などのイベントなどでも割り勘にする男性などには、「別れたいと思った」という女性が多いようです。

定型発達であってもそうでなくても、デートの場できっちりと割り勘にしようと思っている男性は一定数います。逆に定型発達の女性には、「おごってもらって当然」「割り勘にされると愛されていないと思ってしまう」という考えを持っている人が多いようです。

被害者意識を強く抱いてしまう発達障害の男性は、お金を請求されることに、「利用された」「取られた」という意識を持ってしまうことがあります。

「基本的には割り勘でいいけれど、たまには女の子扱いをしてもらって、おごってほしい」という微妙な乙女心にもまったく気づかず、むしろ割り勘をすることは潔く、かっこいい男の証《あかし》だという間違った考えを持っている男性も見受けられます。

そもそも女性と付き合うことに興味が薄いという発達障害の男性も多く、興味のないことについては徹底して合理性が働く傾向から、長く付き合っていたとしても、初デートだとしても、半額以上は決して出費したくない、というこだわりのマイルールを発揮する人もいます。

割り勘した時点で次はないと知れ

症状をやわらげるためには

恋愛についてアスペルガー症候群の女性と話をしていたとき、割り勘とおごりの話題になりました。彼女は、グレーゾーンのアスペルガー女性に多い、バリバリ仕事をこなす優秀なキャリアウーマンです。パッと見、清楚で女らしく、30代に入っても、毎日のように男性から言い寄られています。

いわく、「私の方が明らかに稼いでいるのに、男性におごってもらうのはプライドが許さない。おごろうとされると冷める」とのこと。まるで、一流ビジネスマンと話をしているような気になりました。

そもそも、アスペルガーの脳機能は「男性脳」と言われるほど男性の脳と似通っているところがあります。アスペルガーの女性は「男性脳」に傾いていることが多く、男性のような性格や能力を持っていることもあります。彼女は、彼氏をつくるよりも、ひとりで食事をして、趣味の歴史探訪をする方がいいと言います。

逆に男性の場合は、彼女をつくるよりひとりで過ごす方がいいという傾向は同じであるものの、おごることに対して否定的な感情を持っていることが多く、「おごったところで自分になんの利があるのか分からない」などと、徹底的におごらないという態度を見せた人もいました。

しかし、一生をひとりで過ごす覚悟ができているならそのままでもいいですが、恋人が欲しいという欲求が少しでもあるのであれば、前記の2人ともこの考えではモテないことは確実です。モテるモテないは別としても、恋愛相手に対するゆがんだ認知は正しておいた方がいいでしょう。

女性のおごってほしいという要求の裏には、種の保存を有利に行えるかを見極める心理が働いています。おごらないことにどんな立派な理由付けをしたとしても、支払えない男性は失格の烙印を押されると思っていいでしょう。

とくにアスペルガー女性は、男性におごって気分よくなっているヒマはありません。相手の男性にはおごる能力があるのかを冷静に判断し、恋人として、将来子どもを育てるパートナーとして有益な人なのかを見極めましょう。

Part 4

3

恋愛編 3

恋愛において自信を持つってどういうこと？

定型発達の人の場合

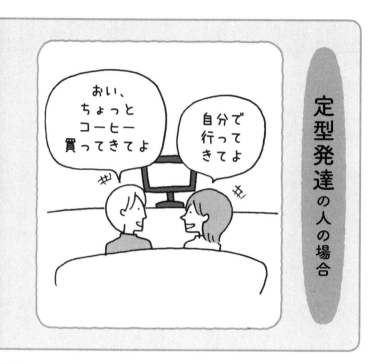

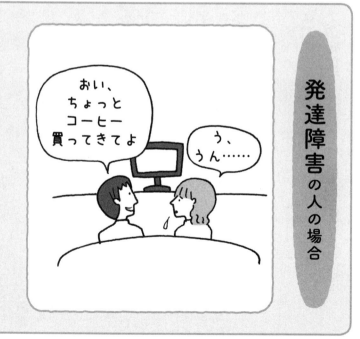

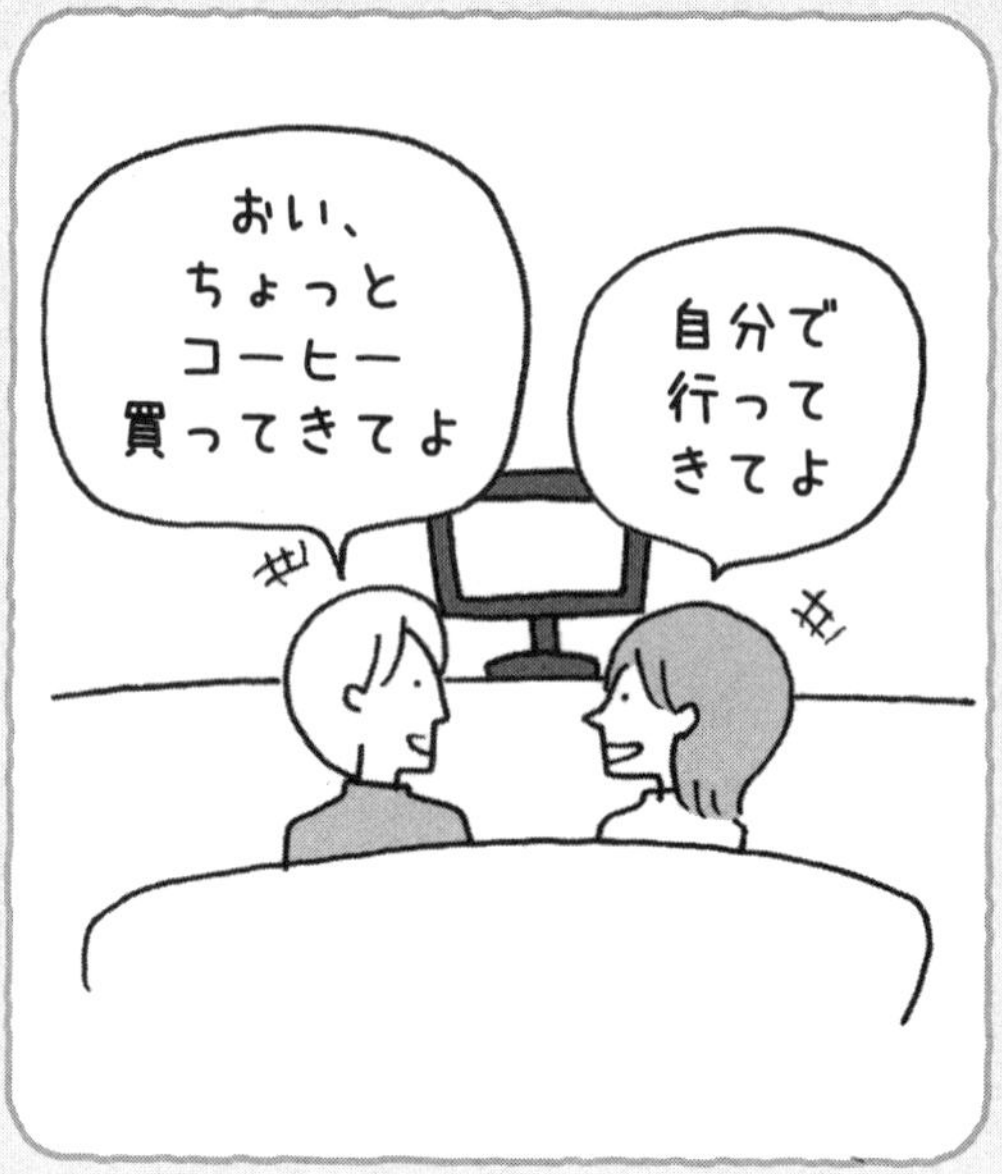
おい、ちょっとコーヒー買ってきてよ
自分で行ってきてよ

発達障害の人の場合

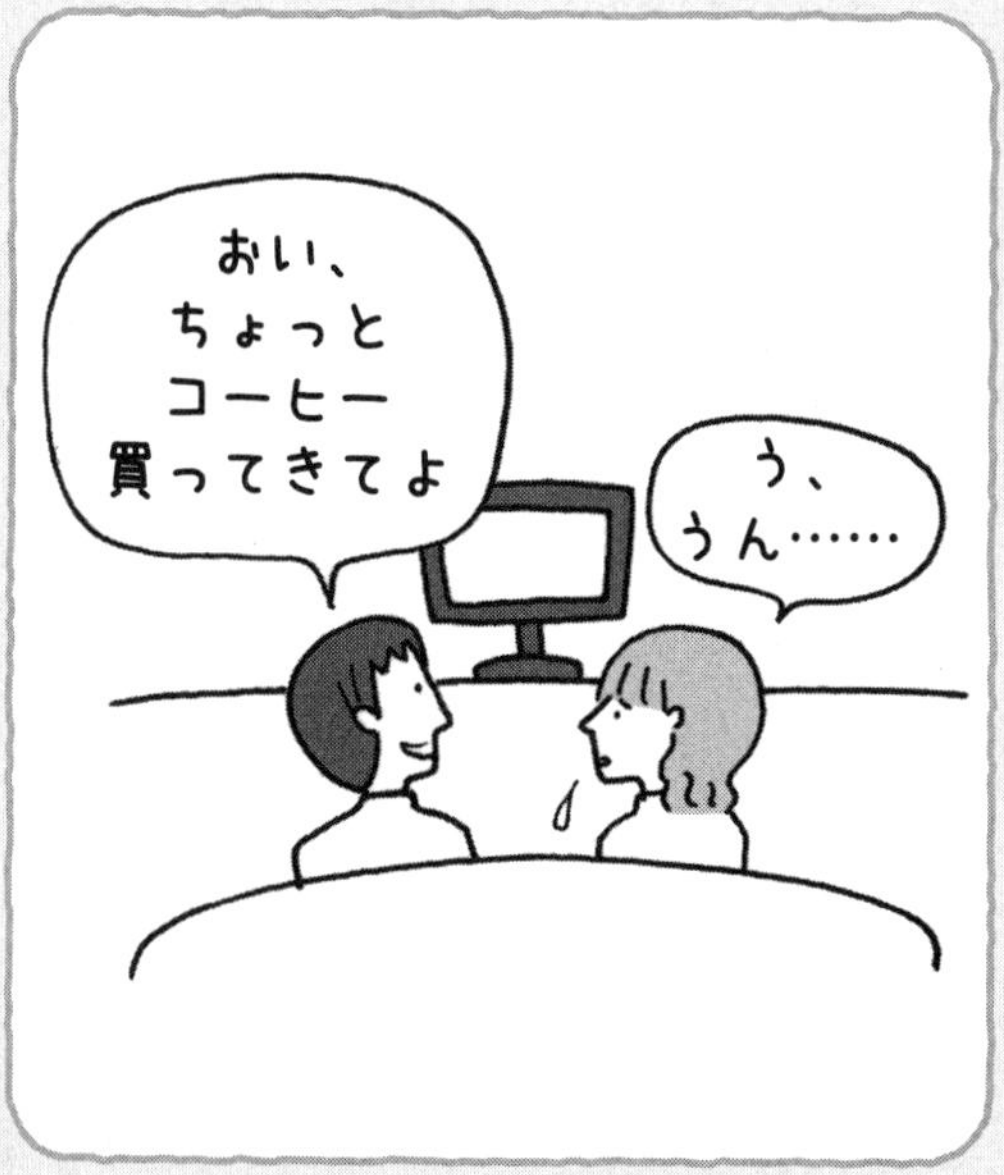
おい、ちょっとコーヒー買ってきてよ
う、うん……

恋人同士の関係は対等であることが望ましいもので、定型発達の人同士のカップルであれば、対等な関係を築いていることも多いでしょう。しかし、なかなか対等な関係を築けないという場合もあります。

この場合、恋人同士がお互いにいくつかのポイントに気をつけるだけで、関係は改善することが多いでしょう。まずは、相手を尊重すること。自分の考えだけを押しつけたり、自分だけが正しいと考えているようでは対等とは言えないでしょう。相手に依存しないことも重要です。行動を束縛したり、メールを1日に何度も送ったり送ることを強要するなどの行為は、人間関係への依存行動ともいえ、やはり対等ではない関係になってしまいます。

発達障害の女性が恋愛関係で陥ってしまいがちなのが共依存です。共依存とは、自分への自信のなさから存在価値を見出そうと世話を過度にしたり、相手にすべての判断をゆだねてしまう状態のことです。とくにアスペルガー症候群の女性に多いですが、男性にも見られます。

共依存は、相手への世話を徹底的に焼くことで、自分がいなければダメだと相手にも自分にも思い込ませて、自分の価値を高めることが喜びとなっています。そして、共依存の女性が、ギャンブル依存症やDVの男性を無意識に選ぶのは、自分の存在意義をダメな相手に求めてしまうためです。

一度共依存にハマってしまうと、違う相手とも同じことを繰り返してしまうのも、特徴のひとつです。

自分のいいところを思いつく限り挙げてみる

症状をやわらげるためには

恋人につい尽くしすぎてしまい、相手とうまくいかなくなったという女性は多いと思いますが、幼いころからの失敗体験による自信喪失と脳構造からの劣等感を強く持つアスペルガー症候群の女性ほど、強烈に恋愛下手《べた》な人はいないのではないでしょうか。

彼女たちから恋愛相談を受けると、DV男に殴られる、ギャンブル依存症の相手に貯金をすべて奪われたなど、「脳機能の改善とか言っている場合じゃない、今すぐ逃げて！」とアドバイスせざるをえない激しいものばかり。

こういう恋愛をしている彼女たちに共通しているのは、共依存と回避依存です。自己評価が低いため、日常で自己充足感を感じることができない彼女たちは、ダメな相手であればあるほど世話を焼き、「自分は相手の役に立っている」という満足感を得ます。

これが快楽となり、報酬となる。これを求めて、さらに尽くしていく。この快楽の学習行為を広義の意味で「オペラント条件付け」といい、繰り返せば繰り返すほど、行動は強化されます。

自分の思考や行動を客観的に把握する能力であるメタ認知がまったく働いていないため、別れたとしてもまた同じような相手を無意識に選び出してしまい、ダメ恋愛を繰り返します。友人などから「男を見る目がない」と毎回言われている人は、共依存に陥っている可能性が大です。

あまりにひどければ、恋愛をやめてみるという選択肢もあるのですが、そうはいかない場合、「条件付きの自己肯定感」と「無条件の自己肯定感」を同時に上げていくことが必要です。

条件付きの自己肯定感を上げるには、「字がうまい」「料理がうまい」など自分のいいところをできるだけ多く挙げてください。どんなささいなことでもかまいません。そして、無条件の自己肯定感を上げるために、「私は自分が大好き」と呪文のように10回以上唱えます。声を出すと効果が上がります。これを続ければ、自己肯定感が上がり、劣等感は徐々に薄まっていきます。

Part 4

4

夫婦編 1

長時間、2人で一緒にいられない

定型発達の人の場合

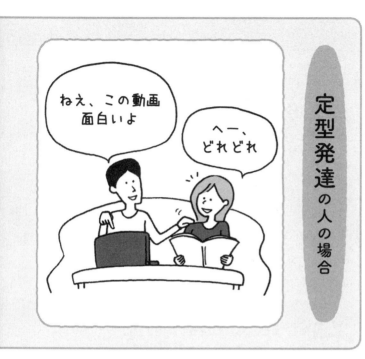

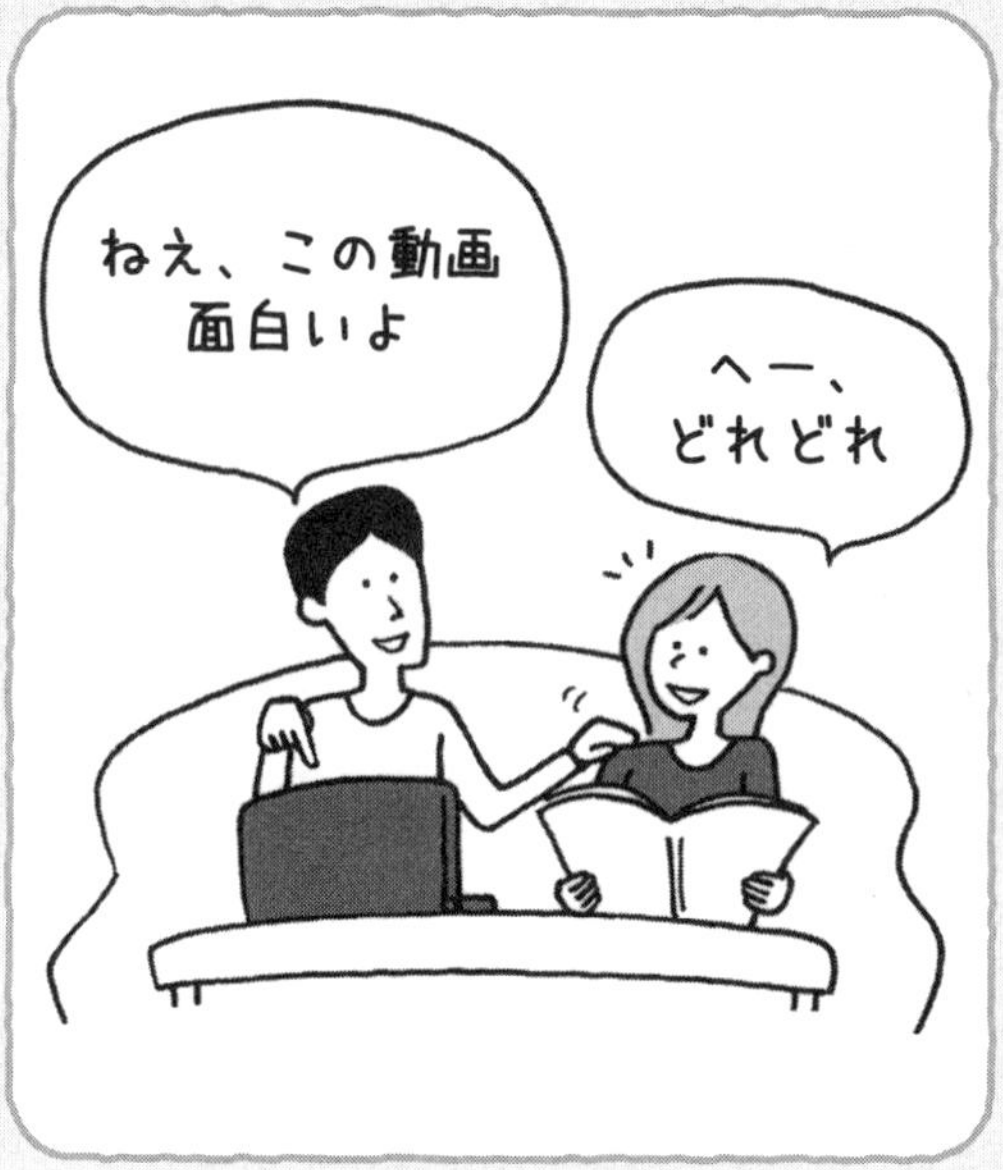
ねえ、この動画面白いよ
へー、どれどれ

発達障害の人の場合

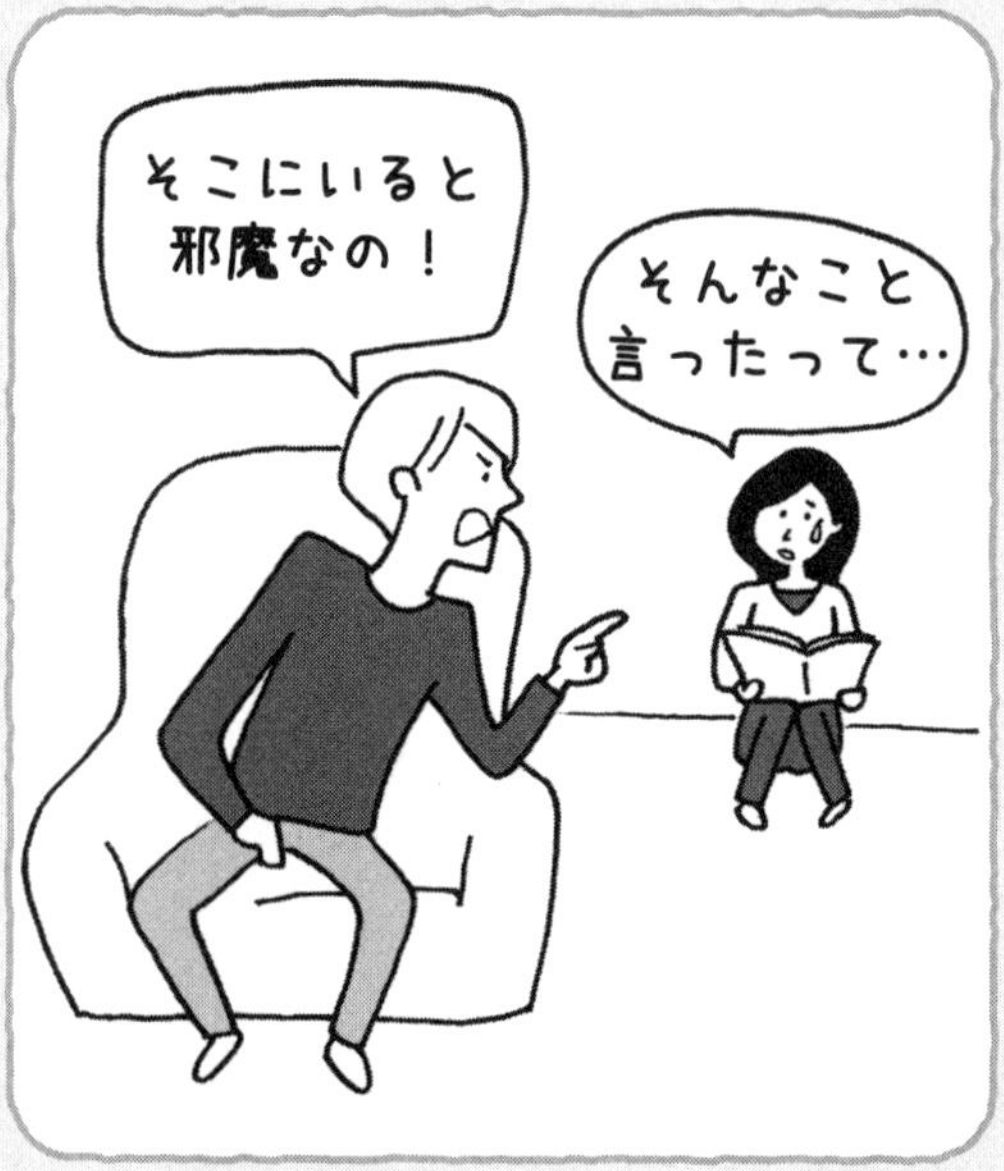
そこにいると邪魔なの！
そんなこと言ったって…

定型発達同士の夫婦の場合、お互いを認め合い、信頼し合う関係を築きやすいといえます。しかし、一方が発達障害で、一方がそうでない場合、パートナーと情緒的な関係が築きづらく、発達障害でない側に精神的、身体的不調が起こることがあります。これを「カサンドラ症候群」といい、パートナーだけでなく、家族、友人、一緒に仕事をする人にも発症することがあります。

カサンドラ症候群は、発達障害の人と、そうでない側が発達障害の特性を理解することが改善の第一歩となります。しかし、最近までほとんどこの症例について知られていなかったこともあり、お互いに症状に気づかないまま過ごす傾向があります。世間への認知度が低く、周囲からの理解が得られにくいといえます。

人の気持ちを推測しにくく、予期しない行動を取られるだけで不安になってしまう発達障害の人は、自分のペースとスペースを確保していないと、精神的に不安定になってしまうことがあります。

夫婦になって一緒に住んでも、相手にも生活があることを考慮するということが難しく、自分の趣味やこだわりばかりを優先させてしまい、相手を「自分のスペースに入ってきた邪魔者」と捉えて、トラブルになることも。

また、哲学的な思考を好み、すべて論理的に判断しようとする特性から、なぜ常に一緒にいなくてはいけないのか、という根源的な思考を突き詰めていってしまうこともあります。パートナーがいることによるデメリットを突きつけ、相手の気持ちを傷つけることもあります。

注意機能を鍛えてストレスを減らす

症状をやわらげるためには

最近では発達障害に関する情報も増えてきたことから、自分の特性を理解している人も見受けられるようになってきました。知り合いのアスペルガー症候群を持つ女性は、グレーゾーンながら「結婚したら、いつも相手と一緒にいなくちゃいけないなんて気持ち悪い！」と言い、週末婚や別居婚に同意してくれる相手を探しています。ただ……、現在の日本でその条件を許容してくれるのは、人間性ができた定型発達の人か、同じ気持ちを共有しやすい軽度のアスペルガーを持つ人に限られるでしょう。

とにかく、僕を含めたアスペルガーの人は、自分のペースを乱されたり、スペースを侵されることに対して、嫌悪感と恐怖を抱きがちであることは間違いありません。相手が同じ空間にいることにストレスを感じてしまうと、異常にそのことにこだわり、さらにイライラを募らせてしまいます。

これは、注意機能をうまく働かせられないという発達障害の特性によるものです。注意機能がうまく働いていれば、イライラする原因があったとしても、他のことをして紛らわせることができますが、注意機能が破綻《はたん》していると、気になることや、いやなことに全力を傾けて意識を集中させてしまい、全身が疲労しても集中をやめられない状態になります。

この注意機能の不全を改善しないことには、人と一緒に暮らすことはできません。改善するには、「YouTube」などの動画サイトを立ち上げ、5つの音を同じボリュームで同時に流します。たとえば、「電車が走る音」「車が走る音」「道路工事の音」「鳥の鳴き声」「犬の鳴き声」を流したとしたら、まずは車が走る音に注意して聞き取ります。音を聞き取れたら、次は犬の鳴き声というように、5つの音を順番に聞き取れるようにしていきます。

注意機能は脳機能のひとつなので、鍛えれば必ず発達します。同時にメタ認知力を上げて、パートナーにイラついていると気づけるようになれば、だんだんと注意をそらせるようになり、気にならなくなっていくでしょう。

Part 4

5

夫婦編
2

パートナーとケンカ。自分から謝るのってすごく難しい

定型発達の人の場合

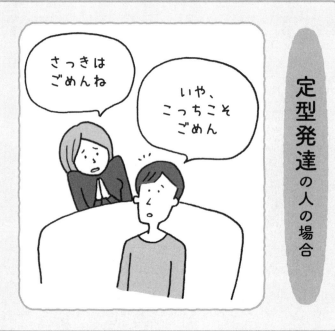

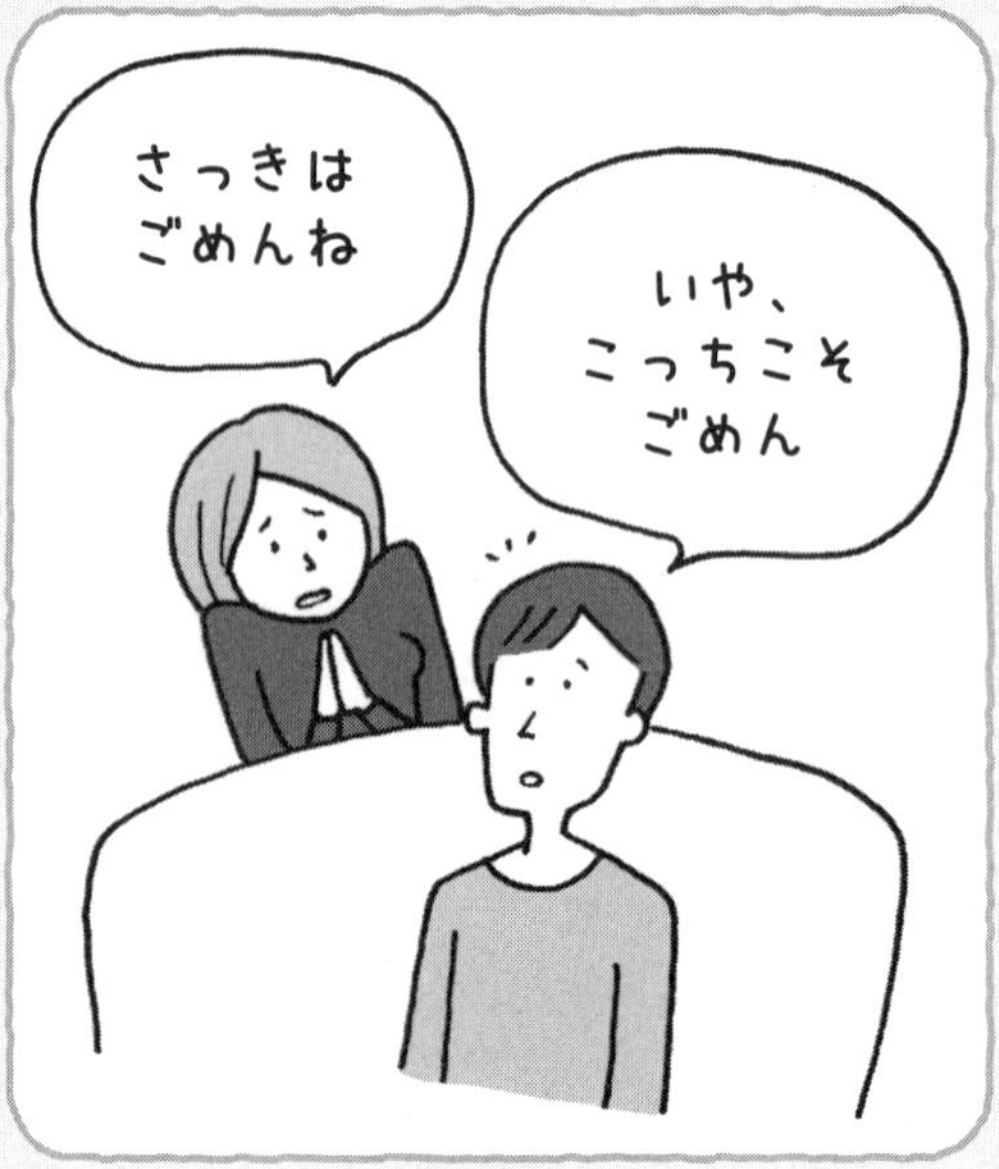
さっきは
ごめんね
いや、
こっちこそ
ごめん

発達障害の人の場合

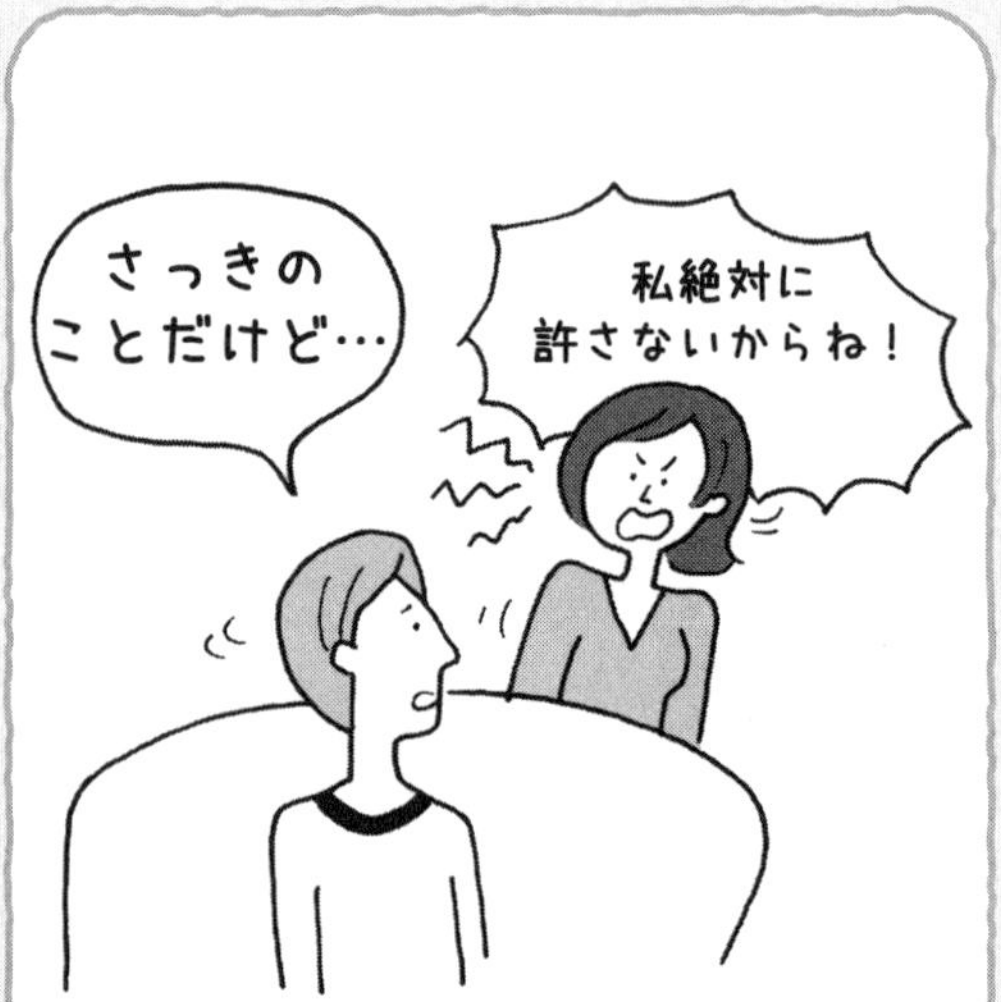
さっきの
ことだけど…
私絶対に
許さないからね！

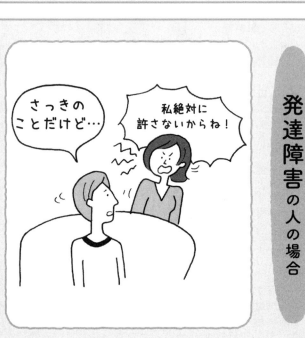

長い間一緒にいると、いくら大好きで結婚した相手でも、意見が衝突することがあります。定型発達の人同士であれば、その場ではお互いすぐに謝れないことが多くても、時間をおけば冷静になることができ、相手に対して申し訳ない気持ちが湧いてくるでしょう。

そもそも、パートナーとのケンカとは、自分を理解してもらいたい、相手を理解したいという気持ちから起こることであり、関係を壊したくてケンカする人はいません。

ケンカがヒートアップして相手を一方的になじってしまったとしても、そもそも対人関係において、どちらか一方が100パーセント悪いということはないと理解できれば、素直に謝れるのが定型発達の人です。

家族となったパートナーに対して、まるで自分の一部のように感じてしまうことがある発達障害の人は、「自分の考えていることは分かって当たり前」という認識を持ち、意見が衝突すると、裏切られたという憎しみでいっぱいになってしまうことがあります。

パートナーのものを壊してしまうといった、明らかに自分に非がある場合でも謝れず、「そこに置いておくのが悪い」といった言い訳ばかりを口にします。

生活態度などで注意を受けると、自分を否定されたと思い込み「それはお互い様だ」と、話し合う態度を見せることすらしません。パートナーに謝ると、相手が図に乗ってしまう、自分の負けだ、という間違った思い込みをしている場合もあります。

自分が変われば相手も変わる

症状をやわらげるためには

家族間では、他人同士のときのような理性が働かなくなることが多く、甘えや依存が介在してしまうので、意地を張って謝れないケースが多いといえます。一方、父親が怖い家庭などは、ケンカにならず、むしろ謝ってばかりということもあります。

とくにパートナー同士の場合、主導権争いを起こす関係になってしまうと、謝ったらつけこまれる、相手に負けてしまう、相手が絶対に悪いなど、対抗心ばかりが募り、ケンカばかりになって会話がなくなってしまうこともあります。

こんな関係に陥りやすいのが、発達障害の人です。とくに男性には、頭のどこかに男尊女卑の考えがあり、無意識に女性に対して優越感を感じ、そのように振る舞ってしまいます。これは、発達障害特有の劣等感の深さの裏返しで、本当は相手が自分を見限ってしまうのではないかということを恐れているのです。

僕のところに相談に訪れる夫婦のほとんどが、相手の行動に我慢ならないという悩みを抱えてきますが、話を聞いていると、お互いに関係がうまくいかないのは相手のせいだと思っていて、相手が変わればいいと考えています。

しかし、たとえ相手に原因があったとしても、相手を変えることはできません。そのかわり、自分に原因を求めれば、自分を変えることはできます。相手のせいにしていると腹が立ちますが、自分に少なからず非があると考えていれば、気持ちをある程度落ち着かせることができ、謝る余裕を持てるようになります。

自分に原因を求めるためには、自分を分析し、知識を溜めなければいけません。たとえば、男と女の考え方の違いを解説した本を読んだり、自分はどこでいつも怒ってしまうのかを記録することも有効です。

また、同じことで何度もケンカをしているのであれば、2人きりでの話し合いはこじれるだけと考えていいでしょう。僕のようなカウンセラーや、中立の第三者を入れて、怒らずに冷静に話せる環境をつくらなくてはいけません。

Part 4

6

夫婦編
3

反発してしまいがちなパートナーからの助言は、どうやったら受け入れられるの？

定型発達の人の場合

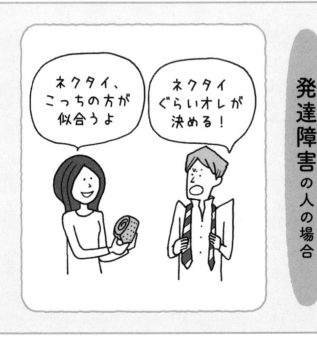

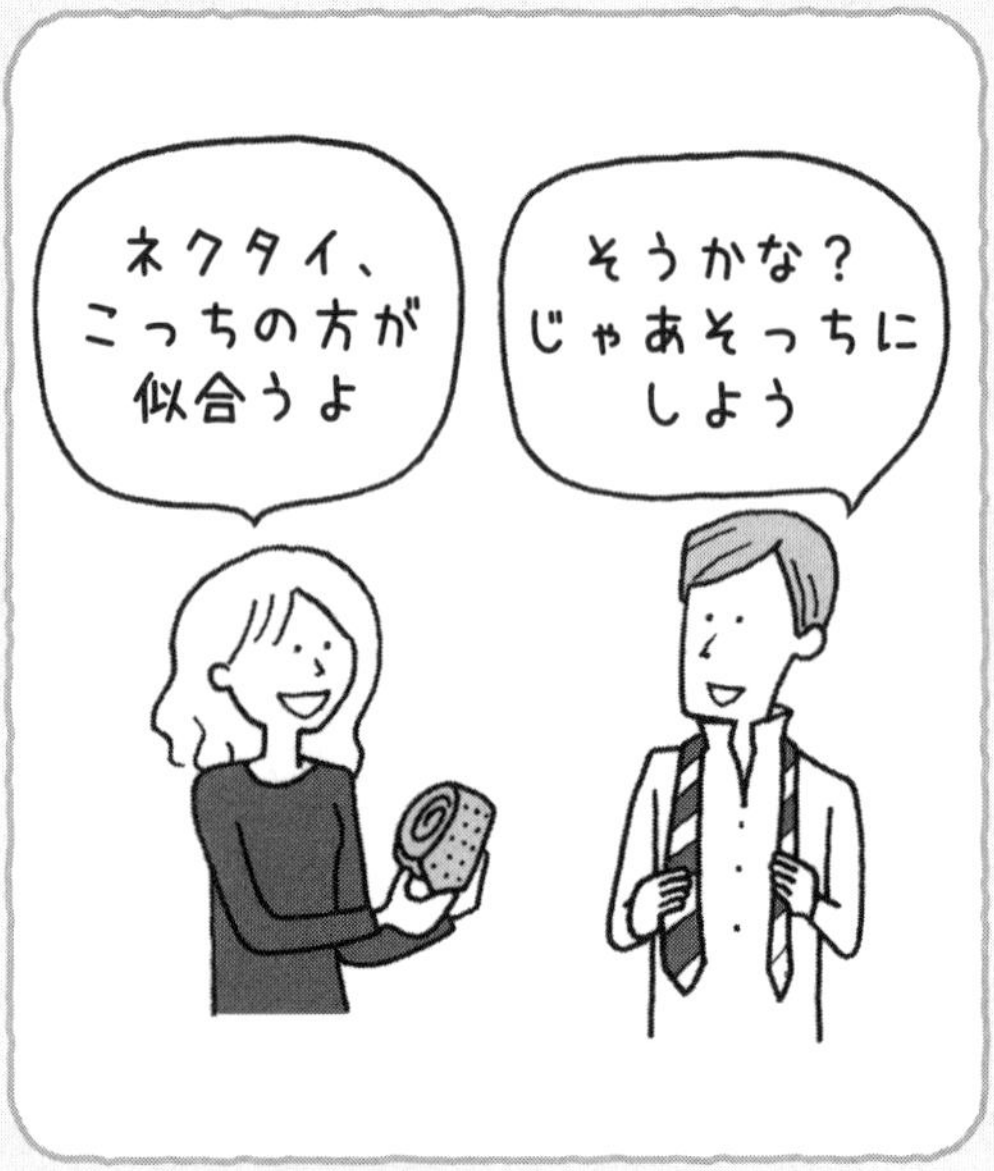
ネクタイ、
こっちの方が
似合うよ
そうかな？
じゃあそっちに
しよう

発達障害の人の場合

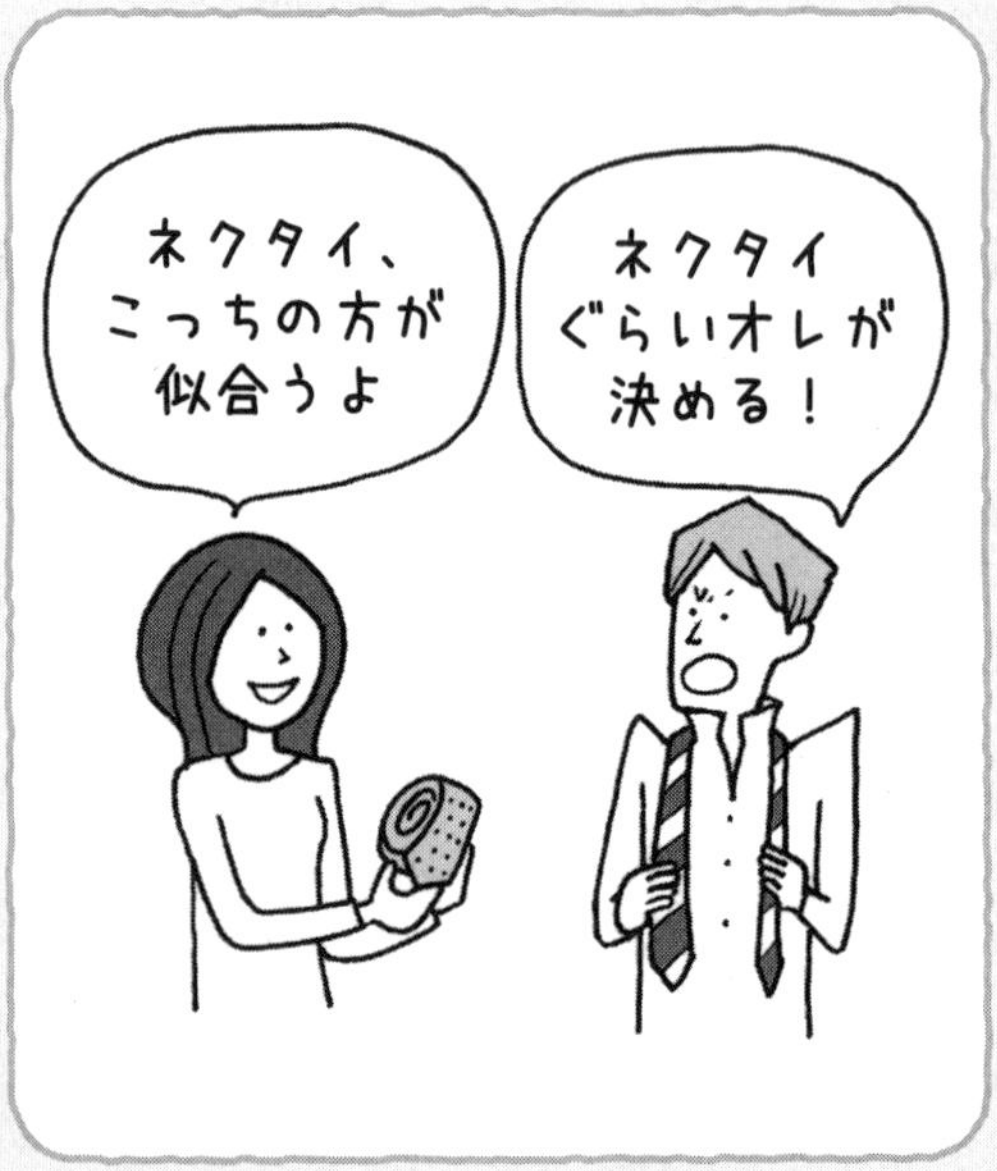
ネクタイ、
こっちの方が
似合うよ
ネクタイ
ぐらいオレが
決める！

結婚をするということは、そこがゴールではなく、そこから共同生活がはじまるということにほかなりません。

一緒に生活をしていれば、相手に対して感謝や楽しさを感じることもありますが、相手に対する不満が溜まったり、直した方がいいところも目についてしまうのは仕方のないことといえます。

定型発達同士の夫婦の会話でも難しいのが、相手からのアドバイスの受け取り方です。たいていは、相手の役に立ちたいと思って言っているのでしょうが、されたた方にしてみれば、自分が認められていない、愛情がなくなったと捉えてしまうことも多いようです。定型発達の人でも、アドバイスを受け入れる余裕がないときは、きちんとパートナーに伝えることが必要です。

少しでも否定的な意見と認識すると猛反発してしまい、自尊心がとても低く、自分の欠点を言われるだけで寝込むほど落ち込んでしまうか、激怒してしまう発達障害の人が、パートナーからのアドバイスを素直に受け入れることは、非常に難しいと言わざるをえません。

しかし、一番身近な人間からのアドバイスは、的確であり、現在の自分にとって重要なことである場合が多いのも事実です。

また、アドバイスを言う方が発達障害であれば、相手の気持ちや状況をまったく考えずにズバリと物申してしまったり、「なんでそんなこともできないの!」と、言い方があまりにもキツくなってしまったりと、夫婦間のトラブルを招くもとになります。

相手を否定せず、アサーションで助言を伝える

症状をやわらげるためには

夫はフリーデザイナー、妻はフリーのスタイリストで、チームを組んで一緒に働いているという、どちらも40代後半の夫婦が相談に来ました。夫婦がそれぞれ別々の案件をこなすこともありますが、同じ仕事をするときには、お互いに相手の仕事に意見を言い合ったりします。

相談は妻からで、「仕事上の意見を言っているだけなのに、夫がそれに対してすぐに激怒してしまう。2人の将来について前向きな相談をしようとしても、話を聞き入れようとしない」という内容でした。これが治らなければ、離婚も視野に入れているということで、夫も渋々妻についてきたのです。

夫は、アスペルガーとADHDの混合型でしたが、これまで自分が発達障害の傾向を

強く持っていることに気づいておらず、自分がどれだけ妻に対して非常識な振る舞いをしてきたのか認識していませんでした。

彼にはまず、激怒してしまう妻からのアドバイスを、そのときの状況とともに書き出してもらうようにしました。そして、その書き出したリストを夫自身が自分の知り合いに見せて、怒るようなアドバイスかどうかを聞いてもらうと、当然ですが、全員から「怒るような要素はない」という返事をもらってきました。

夫はそれまで自分が絶対に正しいという主張を曲げませんでしたが、この結果を持って2人で訪れたときには、かなり様子が違っていました。自分が、妻に対してどれだけおかしなことをしてきたのか、認識しはじめていたのです。

こうして妻からのアドバイスは、有益なことが多いという認知に徐々に変えていくと同時に、妻には、絶対に夫を否定しないことを約束してもらいました。

また、妻には「アサーション」という、相手も自分も過不足なく尊重しながら行う自己主張のやり方を覚えてもらいました。相手に「掃除してよ！」と押しつけるのではなく、「掃除してもらえるとうれしいな」と、自分を主語にしてお願いや助言をすることで、相手も受け入れやすくなる方法です。これを半年ほど続けた結果、関係は改善し、今のところ離婚は回避できているようです。

Part 4

7

夫婦編 4

自分のペースを乱されたくない

定型発達の人の場合

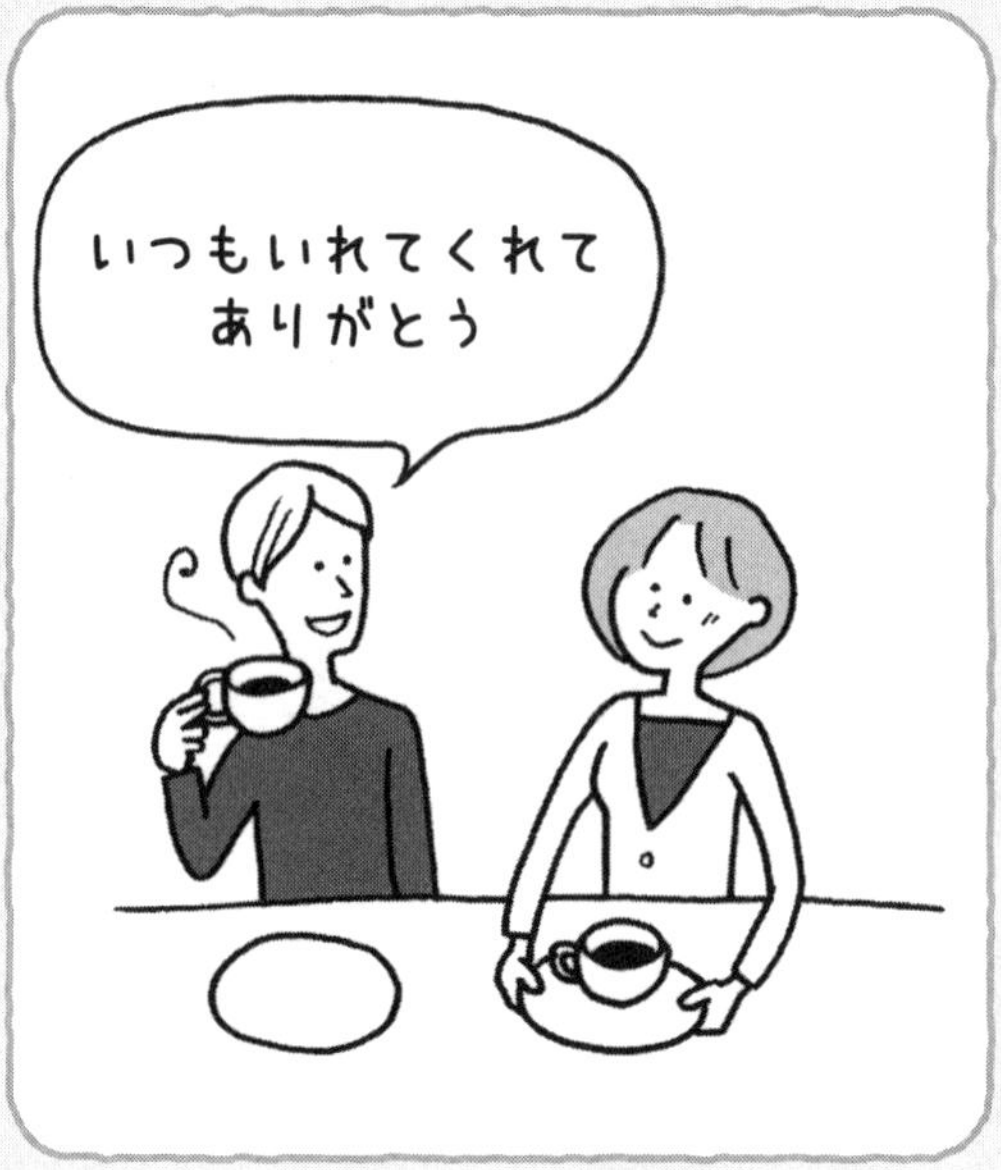
いつもいれてくれて
ありがとう

発達障害の人の場合

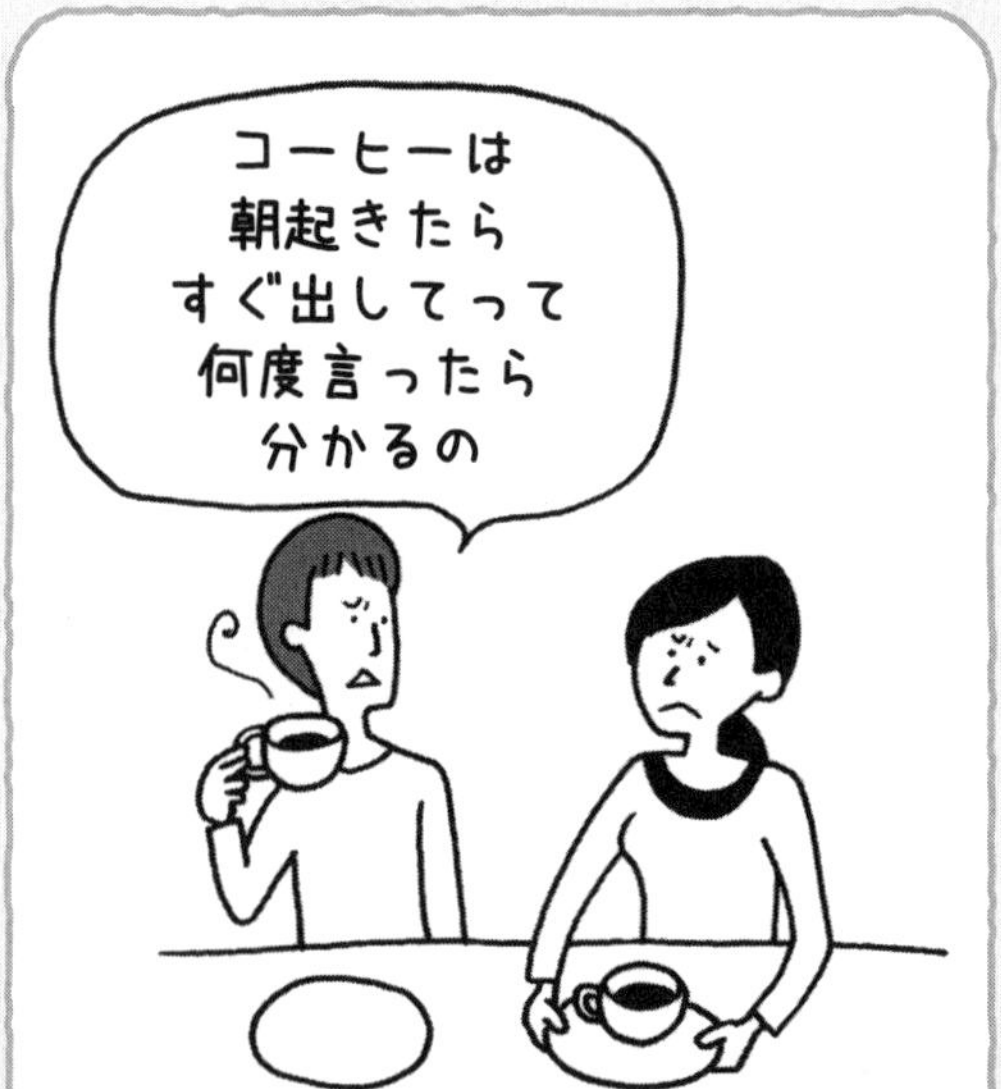
コーヒーは
朝起きたら
すぐ出してって
何度言ったら
分かるの

子どもの有無、共働きか否かなど、夫婦のあり方は人それぞれ、ライフスタイルは百人百様です。

一般に、休日を一緒に過ごす時間が多いほど離婚率は低いと言われていますが、子どもがいる家庭や仕事によっては、そうもいかない状況もあるようです。自分のペースを中心に生活してしまう傾向は、発達障害かそうでないかにかかわらず男性に多く見られます。

ただ、定型発達の人であれば、結婚して生活を共にする相手を巻き込んでまで自分のペースに固執してしまうことは少ないといえるでしょう。

相手の気持ちを尊重しつつ、自分の希望を伝えることも、男女問わずスムーズにできるようです。

特定のものや事柄、手順などに強いこだわりを持ってしまうアスペルガー症候群の人は、自分のペースを乱されたことに対して、強い怒りや戸惑いを覚えてしまいます。

俳優のいしだ壱成《いっせい》が、別れた妻に、毎朝コップ一杯の水を用意させ、白湯《さゆ》を飲ませてもらう、帰宅時に45度の風呂を準備させておくなどの7箇条を課し、それができないと激怒していたということで、「モラハラ」だと話題になりました。

強いこだわりと自分のペースを優先させる行動は、アスペルガーの特性とかなり似通っています。彼が発達障害かは不明ですが、この例のように、モラハラとしかいえないこだわりを相手にも強要してしまうことがあります。

ルーティーンをやめても恐ろしいことは起きないと知る

症状をやわらげるためには

人は多くの場合、発達障害か否かは関係なく、恋に落ちた相手と関係を深めて結婚に至るといっていいでしょう。他人と一緒に暮らすとどうなるのかを十分に想像してから結婚を決める人は、ごく少数です。それでも、夫婦がなんとかうまくやっていけるのは、コミュニケーションを適宜取って、パートナーと協力していけるからでしょう。

しかし、発達障害を持っている人には、このぶっつけ本番が通用しない場面が多くなります。こだわり行動が多い人の場合、一緒に住む人にどれだけ理解してもらえるのか、協力を得られるのか。自分の空間がないとイライラしてしまう人が、パートナーと長時間一緒にいられるのかなど、結婚をして一緒に住む前に、自分にも相手にも問いかける必要があります。

自分が発達障害だと気づかず、夫婦関係が破綻しそうになって、あわてて僕のところに相談に来た女性がいました。彼女には、朝は7時起床、夜は23時までに寝るという決まった日常のルーティーンがあり、これを守らないと健康が損なわれると信じ込み、夫にもこれを強要していたそうです。

これを当然だと信じて疑ってもいなかったのですが、結婚2年目のある日、「もう君とはやっていけないかもしれない」と夫から告白され、はじめて自分が発達障害かもしれないと気づいたそうです。

後日、2人で相談に来てもらい、夫側も妻とやり直したいと考えていることを聞き、妻のこだわり行動をやわらげる方法を伝えました。

方法は簡単です。妻がこだわり行動を守れずに癇癪《かんしゃく》を起こしても、夫はその癇癪に対してひたすら無視すること。数回続ければ、「怒れば相手が対応してくれる」という間違った考えが薄れてきます。

彼女は23時までに布団に入らなければ、病気になってしまうと強く恐怖を感じていたそうですが、夫のサポートもあり、「23時に布団に入らなくても、恐ろしいことは起こらない」と理解できるようになり、映画のＤＶＤを一緒に観るなど、夜の時間を楽しめるようになったそうです。

Part 4

8

夫婦編
5

いつも心に余裕がなく、パートナーにつらく当たってしまう

定型発達の人の場合

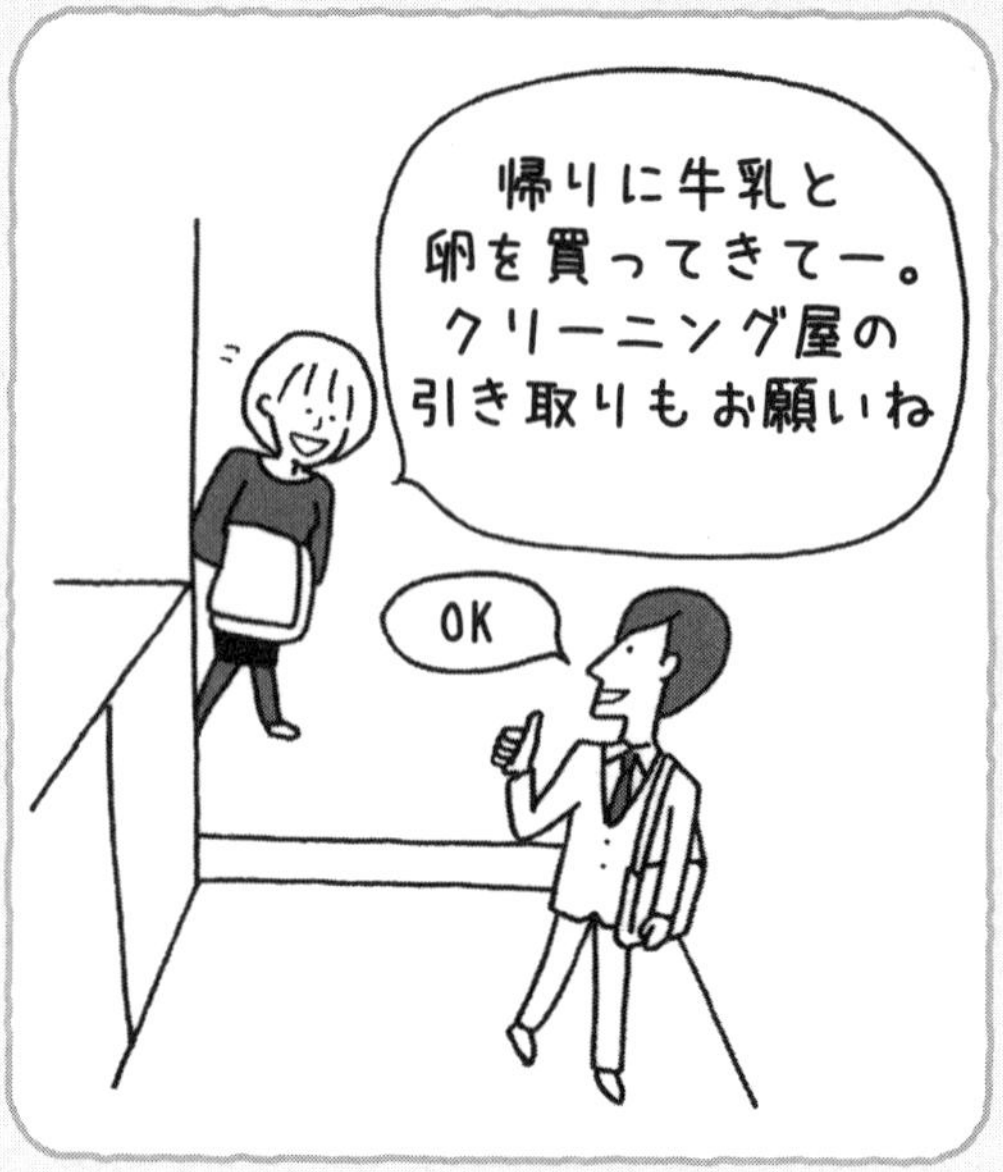

発達障害の人の場合

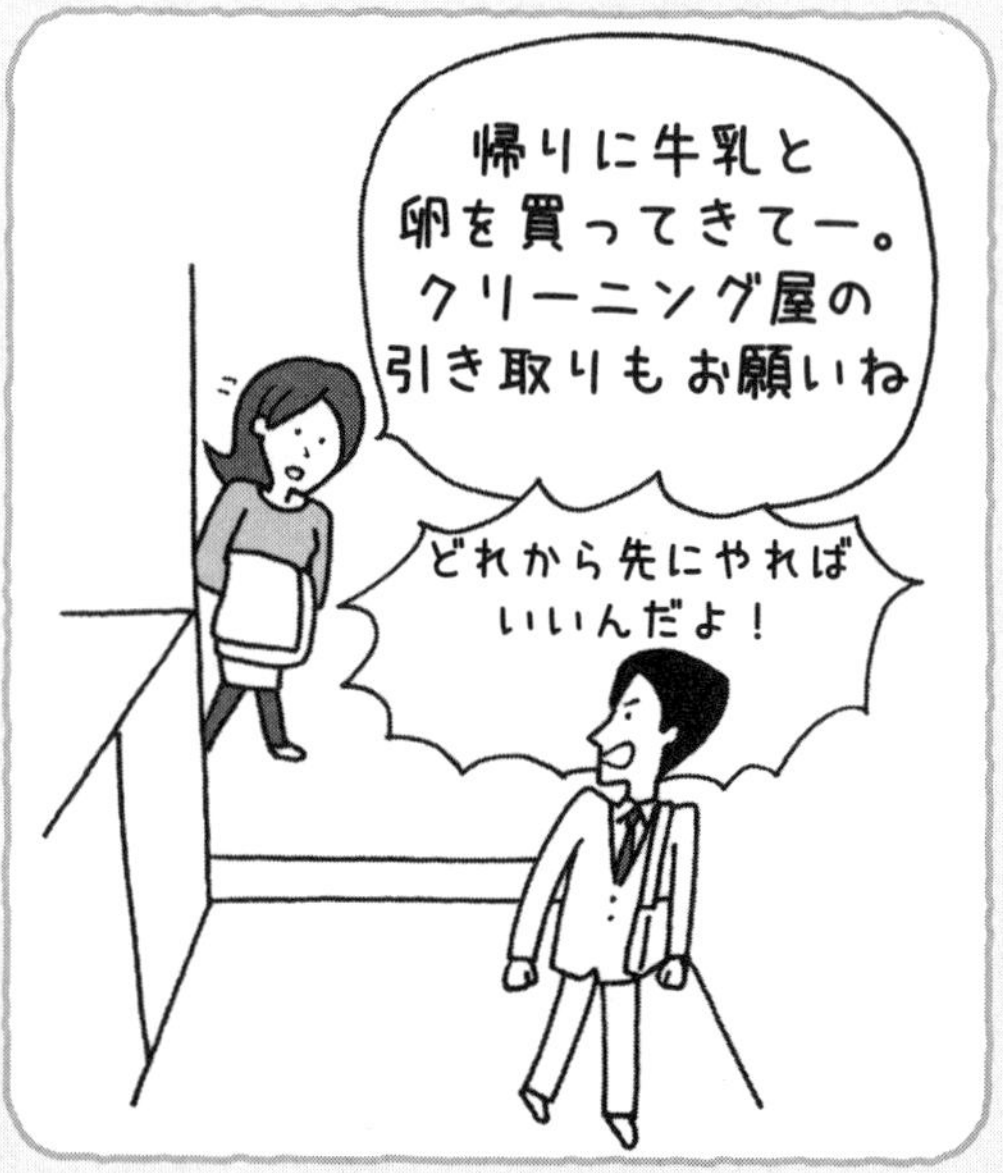

結婚した当初はラブラブでなんでも許せていたのに、いつの間にか、休みの日は寝てばかりいる、電気をつけっぱなしにするなど、相手のささいな行動にイライラし、余裕がなくなってしまうのはなぜでしょうか。

愛が薄れたということもあるでしょうが、家族になってしまったパートナーに対して、自分の中の正義や思い込みを押しつけているからということも考えられます。電気をつけっぱなしにすることにイライラしてしまうのは、無意識に「家族だから助け合うべきだ」「それぐらいするのは人として当たり前」という自分基準の正しさや信念を押しつけているからかもしれません。しかし、定型発達の人であれば度を過ぎる前に軌道修正を試みていくでしょう。

今日の予定が分からないだけで極度の不安に陥ってしまう発達障害の人は、予期しない出来事が起きるたびに、表面上は見せなくても、内心はパニックを起こしていることがあります。

結婚して、それまでの家族ではない他人と暮らしはじめるということは、発達障害の人にとっては心の容量を超える出来事であり、生活に慣れるまで余裕のない精神状態に置かれるということでもあります。パートナーからの頼み事の優先順位が分からないなど、共同生活での家事は、ルールが明確でない分、仕事より難しい場合もあります。

しかもたいていの場合、本人はどうしてイライラしてしまうのか分からず、精神的余裕がない状態という自覚がありません。

夫婦間でのルール作りが重要

症状をやわらげるためには

そもそも発達障害の人は、仕事でも、家庭でも、ひとりのときにもクヨクヨと否定的思考を繰り返してしまうため、精神的余裕を持ちづらい傾向があります。

会社では、雑談ひとつで精神的疲労が生じ、ミスを出さないように全力で気を張り詰めているせいで、帰ってくるだけでヘトヘト。家では、自分のペースが保たれないことに対して消耗し、さらにパートナーへの気遣いを要求されてイライラ。ひとりのときには、会社や家庭で失敗してしまったことや、これから失敗することを延々と想像してしまうなど、心の安まるヒマがありません。

家庭の用事は、仕事に比べても流動的で、なにが重要かが分かりづらく、常に優先順位を変えてこなしていかなければならないものばかりですが、発達障害の人にはこれが難しい。さらに子どもがいる場合には、推して知るべしです。

発達障害の人は、予定をリストアップして整理しておかないと、やらなければいけない作業をエンドレスで脳内再生する特徴があるので、それだけで精神的に余裕がない状態になってしまいます。やらなければいけない用事が3つだけだったとしても、感情的には20個にも30個にも感じられ、逃げ出したくなってしまうのです。こういう状態を避けるためには、夫婦という組織を運営していくと考えて、お互いに頼み事をし合う時間を設け、それぞれ用事をリストアップし、2人で優先順位をつけていくというルール化が必要となります。

家庭の用事は同時並行的に発生するために、どれに集中していいか分からなくなるという問題もあります。とくに発達障害の人は、興味が湧かないことにはまったく集中できないという特徴があるので、簡単な「1点集中練習」をおすすめします。

これは、なにか小さな1点を能動的に、針を刺すような視線で4、5秒見つめるという方法で、ボールペンに書いてある小さい文字の、その濁点だけを見るなど、とにかく小さい1点を能動的に見続けます。これを気づいたときに1日10回ぐらいこなしていくと、集中力の底上げを図れます。

Part 4

9

親子編 1

気持ちに余裕がなくて、つい当たってしまう

定型発達の人の場合

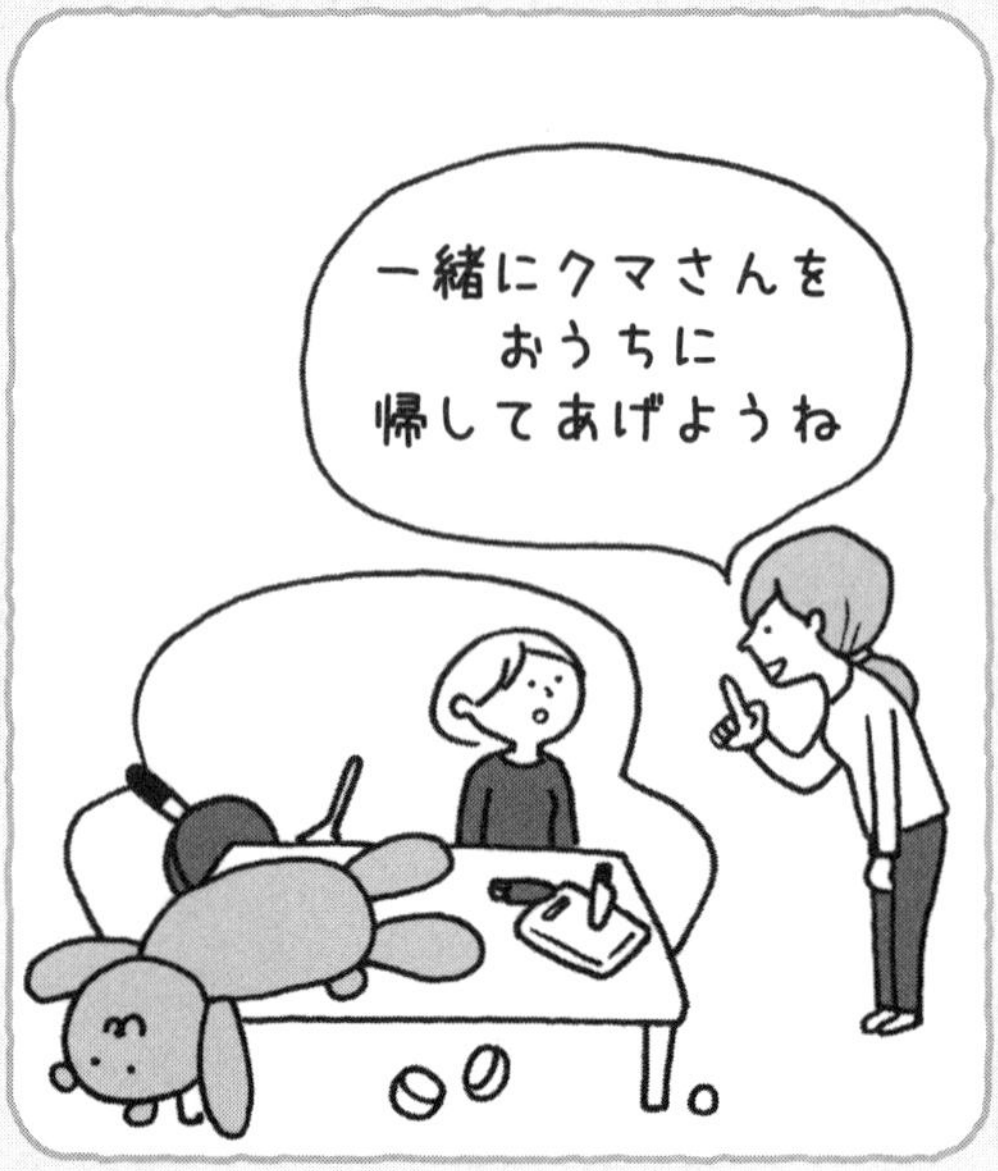
一緒にクマさんをおうちに帰してあげようね

発達障害の人の場合

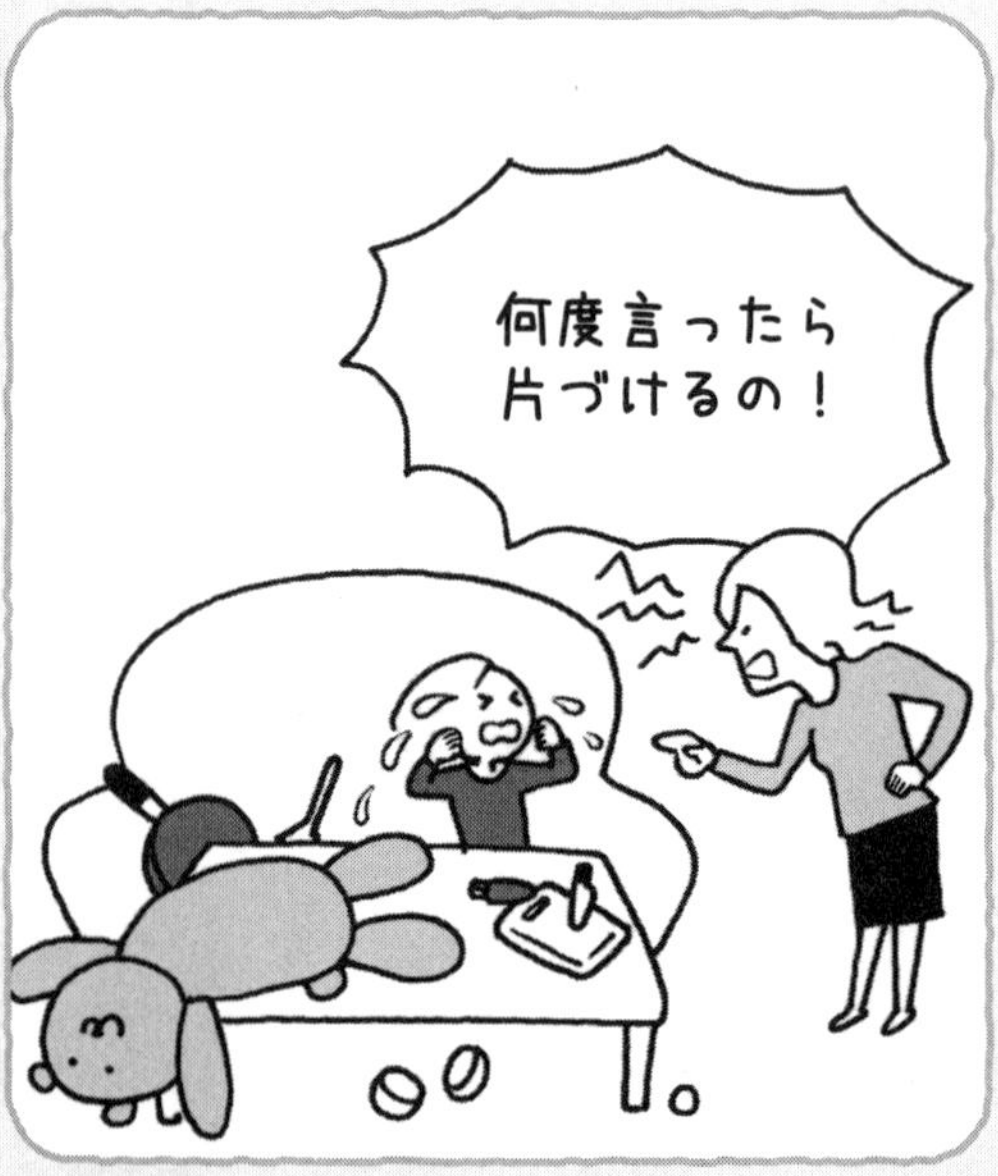
何度言ったら片づけるの！

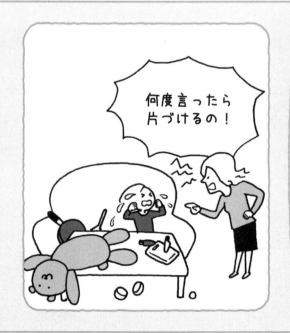

子どもはおもちゃを目いっぱい出して遊ぶのが大好きです。しかし、その後の片づけができずに、散らかりっぱなしということもよくあります。つい怒ってしまいますが、子どもに「片づけなさい」と言う前に、「片づける」という行為を教えることが先決です。

子どもが片づけない場合、子どもと一緒に片づけながら、片づけ方を教えていったり、「ママとぼく、どっちが先に片づけが終わるかな?」とゲーム感覚で片づけをするなど、その教え方を模索している新米ママ・パパは多いことでしょう。

もちろん、定型発達の親が怒らないというわけではありませんが、比較的冷静に子どもをしつけることができるといえます。

発達障害児を持つ親は、子どもの診断を受けるときに自分も発達障害だと発覚することがあります。不測の事態に弱く、予定外の出来事が起きると、なにをしていいか分からずかたまってしまう特性などは、子育てをするにあたって少しでも軽減させなくてはいけません。

また、自分のことだけでも余裕がない状態が多いので、家事や育児で手いっぱいになると、時として子どものワガママに付き合うことができず、怒鳴ってしまうこともあります。

アスペルガーを持つ父親の場合は、興味の限局という特性などから子どもに興味を持つことができず、自分の趣味や仕事を邪魔されると、つい邪険にしてしまうというケースもあります。

家族と離れる時間を定期的に設ける

症状をやわらげるためには

5歳の娘を持つ女性が相談に訪れました。彼女は、娘が友達をまったくつくれず、しゃべりはじめも遅かったことから診察を受けたところ、アスペルガーだと診断されました。同時に彼女もアスペルガーだと指摘されたそうです。

彼女は独身時代から料理が大の苦手で、結婚してからも掃除などの家事ができないことから、怠け者だと毎日のように自分を責めていて、家事をするだけで全身が疲労してしまい、娘にも「邪魔だから出ていけ」と言って大泣きさせるなど、親子ともにストレスを抱えていました。

このように、発達障害の症状と子育てに悩んで訪れるのは、ほぼ100パーセント母親であり、母子ともに発達障害というケースも少なくありません。

僕が母親の療育をする上で真っ先に行うのは、時間をどれだけ節約できるかという話し合いです。子どもを持つ母親はとにかく忙しいので、改善のためのトレーニングに割く時間を捻出《ねんしゅつ》しないといけません。中途半端にやめてしまうと、自己嫌悪に陥って、かえって状態が悪化してしまうからです。

家事はマルチタスクを要求される作業なので、彼女のように苦手な人も多いため、できるかぎりアウトソーシングをするように生活を見直していきます。ある程度お金を出せるのであれば家事代行を頼むのもいいですし、料理を自分で丸抱えするのではなく、食材宅配業者を利用したり、冷凍食品も添加物の少ない商品がたくさん出はじめているので、それらを大いに活用していきましょう。

そして、空いた時間は自分を立て直すための時間に充ててもらい、ジョギングなどの体づくり、家事の構造化、趣味があればそれをする時間とします。

さらに、発達障害の人は自分のスペースがないと、それだけでストレス過多になってしまうことから、1週間に1回、数時間でもいいので、定期的に子どもと夫から離れる時間を設けてもらいます。イライラしすぎてしまう場合は、感触のあるボールを触ると、イライラする対象物から注意をそらす効果があります。

Part 4

10

親子編 2

正しいと思うことを押しつけてしまう

定型発達の人の場合

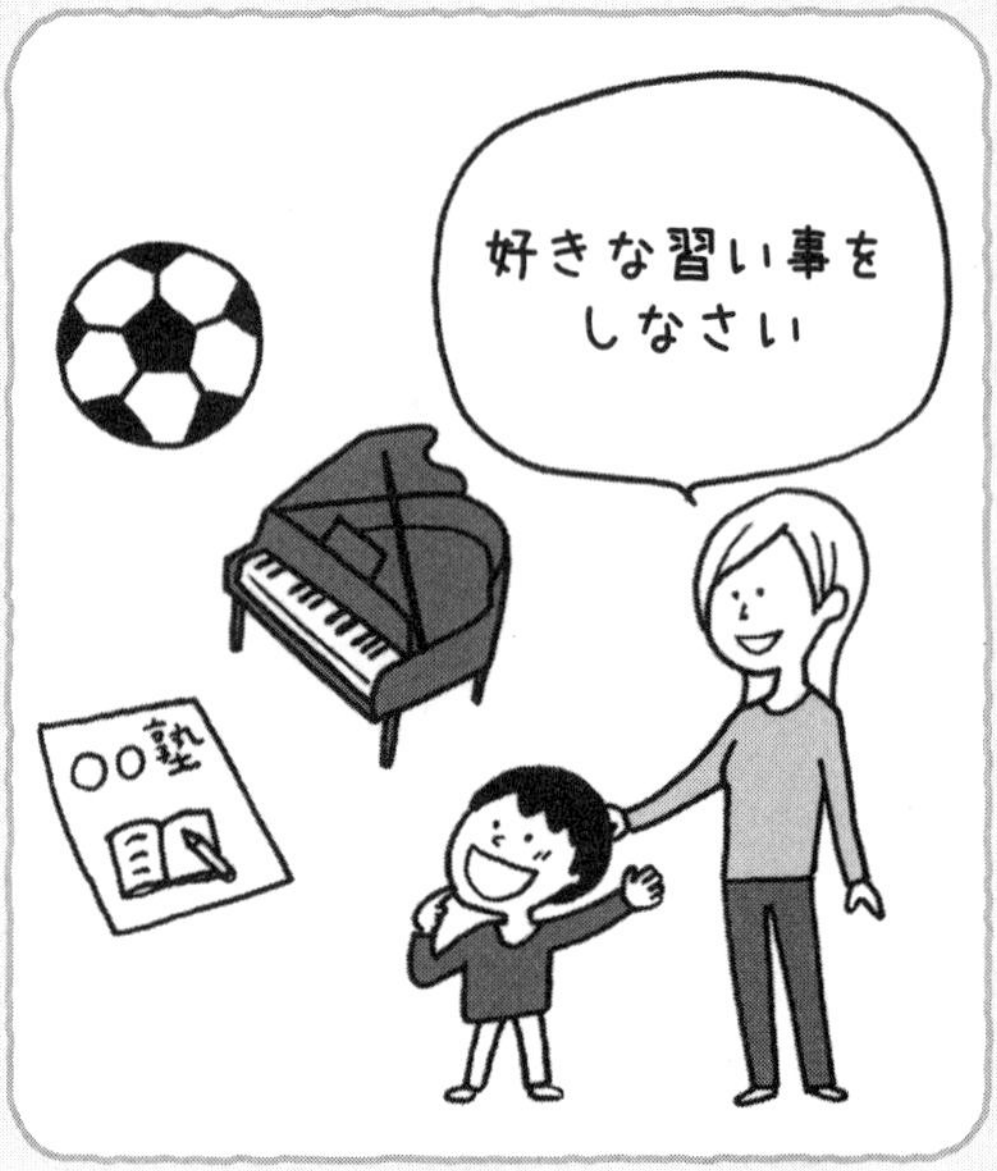
好きな習い事をしなさい
○○塾

発達障害の人の場合

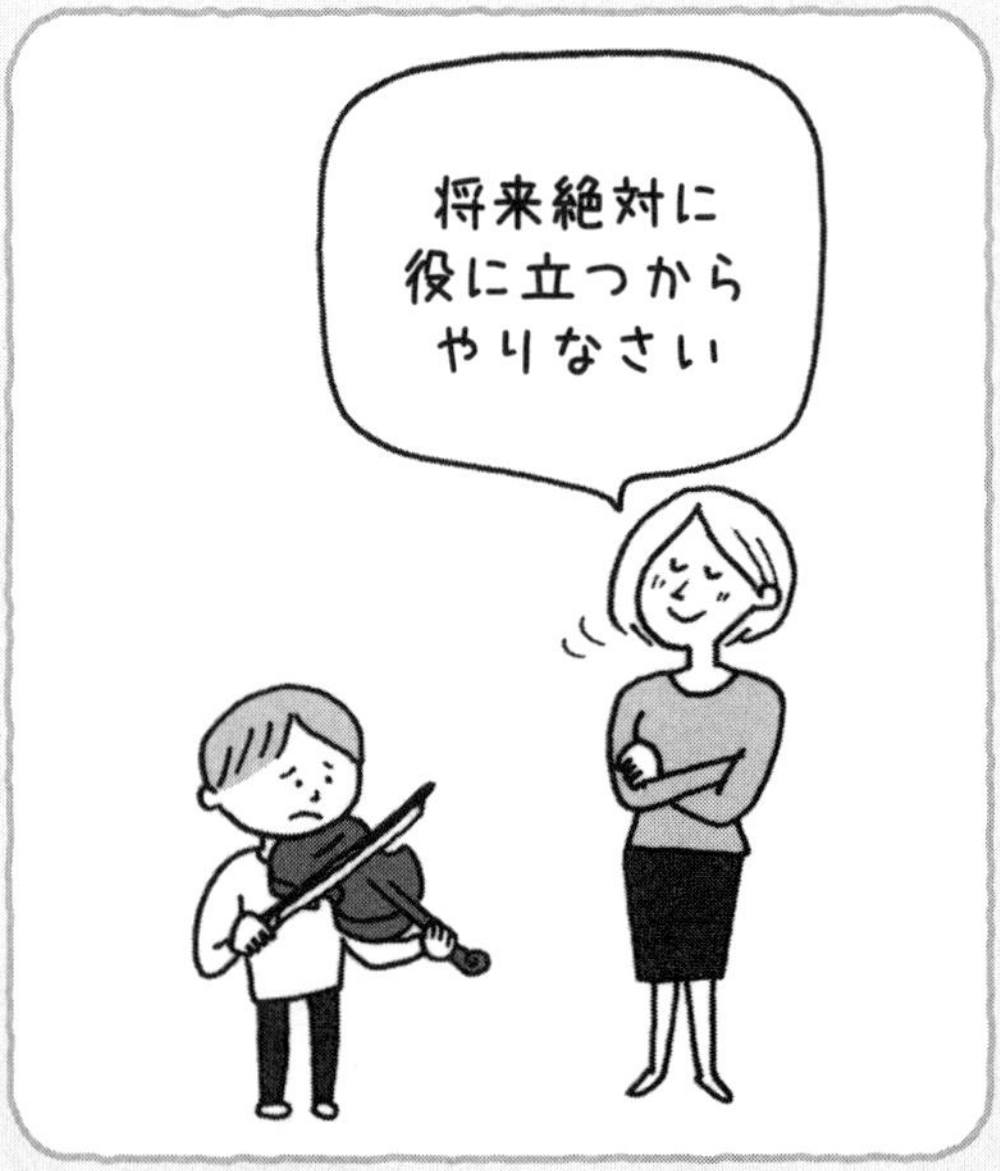
将来絶対に役に立つからやりなさい

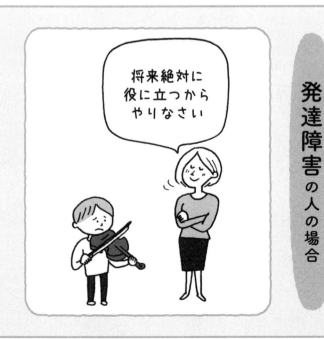

「子どもの将来のために、どんな犠牲も払う」と言う親がいます。これは言い換えれば、親の価値観を子に押しつけているといえます。子どもの希望を聞かずに一流校に入れようとする親。習い事をすべて親が決め、一緒に遊ぶ友達すら選定する親。定型発達であっても、子どもに一方的に価値観を押しつける親は多いといえます。

しかし、このように自分の考えを強制するのではなく、子どもの人間的長所や才能を見いだし、子どもには得意なことを率先して行わせ、褒めることが重要です。それをしなければ、定型発達であっても、怠け心や未発達な部分が矯正されずに子どもが育ってしまうことになります。

ルールに則って行動することで安心を得る発達障害の人は、正しいことを行うべきだという使命感に燃えてしまう傾向があります。自分のこだわりは正しいという信念を持っていることが多く、それを子どもにも押しつけてしまうことがあるのです。

思ったことは、よく考えずに口に出してしまう特徴もあり、子どもの話も聞かないまま、「なんでこんな点数を取ってきたの！」と頭ごなしに怒ってしまったり、「そんな態度なら、もううちの子じゃない」という暴言を吐いてしまうケースもあります。

また、親が発達障害の場合、子どももそうであることが多く、親のこだわりと子どものこだわりがぶつかって、子育てがうまくいかないこともあります。

過去の経験を子どもに強要しない

症状をやわらげるためには

発達障害の子を持つ親は、発達障害の傾向を多かれ少なかれ持っていることがあります。発達障害の概念が浸透していなかったころに子ども時代を送った親は、自分の大変だった経験をさせたくないという一心で、子どもに無理やり「人の気持ちを考えて行動しろ」などと、過度な要求をしてしまうことがあります。

逆に、発達障害が職業などによってうまく活かされ、成功した親であれば、無理にでも同じ道を歩ませようとしてしまいます。

これはどちらも、サンクコスト（埋没費用）にとらわれて子育てをしてしまう典型です。サンクコストとは、取り戻すことができない時間やお金、労力といった過去の費用のことで、ここでは過去の自分を指します。

サンクコストにとらわれていると、「あれだけお金をかけたのだから、塾を続けてもらわないと困る」という、子どものための子育てからは視点のずれた考えに支配されてしまい、大きな過ちを引き起こすことになります。

こうした思考に陥りやすい発達障害の親は多く、また、自分の経験をよくも悪くも信奉し切っているので、結局は正しいと思うことを我流で子どもに押しつけてしまうことになります。

この我流がまた問題で、正しいと思い込むあまりに、発達障害の子どもにしなければならない療育をきちんとできずに子どもは自己否定を深くしていき、うつなどの二次障害を発症してしまうことがあります。

子どもに必ず眠っている才能を伸ばし、発達障害のマイナス面を改善するためには、我流をやめなくてはいけません。そのためには良書を読むなどして、知識をとにかく溜める必要があります。そして、できればきちんと経験を積んだカウンセラーなどに相談をすること。

また、発達障害の子どもの療育には、両親がペアレントトレーニングを受けることも必須となります。これは子どものためのプログラムであることはもちろん、子育てに不安な親の心理面も解消される側面があります。

Part 4

11

親子編 3

医者や教師の言うことが信じられない

定型発達の人の場合

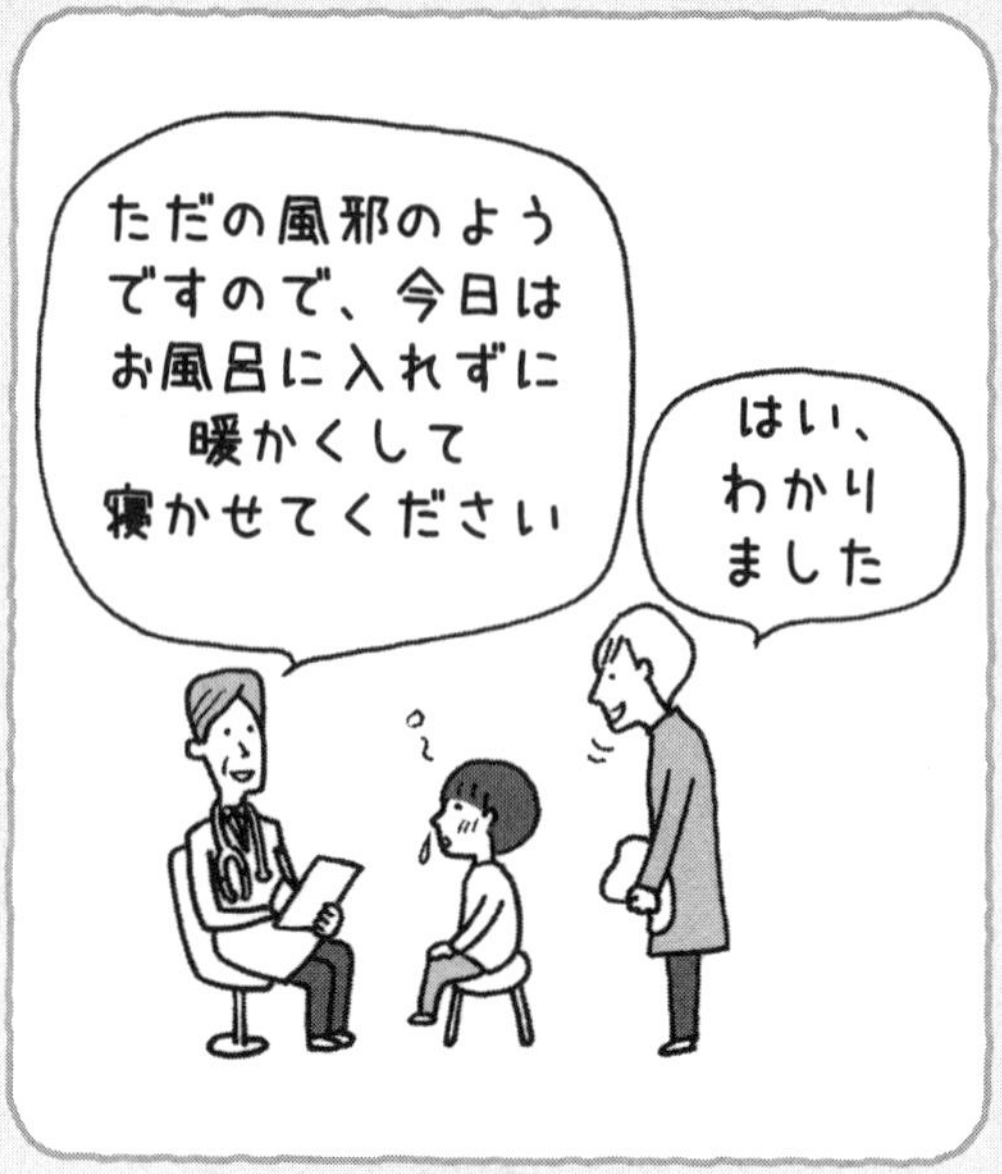

発達障害の人の場合

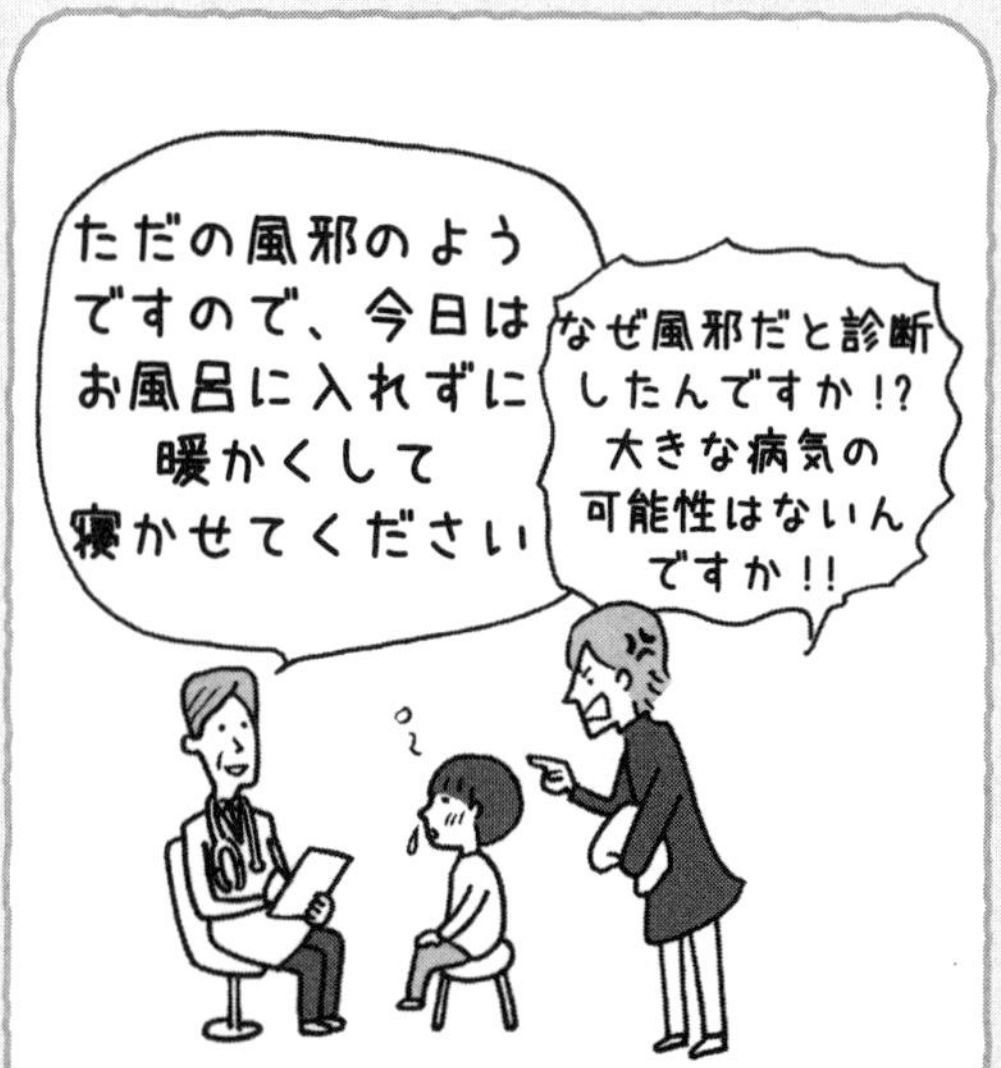

子どもが風邪をひいたとき、症状が軽そうなら家で安静にさせ、熱が上がりすぎるようなことがあればすぐに医師の元に連れて行き、診断を受けるのが親の自然な行動でしょう。子どもの担任の教師とも、子どもにとって大事なことを真摯に話し合うことができるのは、相手をきちんと尊重し、認めているからにほかなりません。

一部、モンスターペイシェント、モンスターペアレントなど、モラルに欠けた理不尽な行動を取る人も問題になっていますが、子どもの成長を考えての行動ではないことは明白です。

自分の子どもに関わる大人たちと対等な立場に立ち、信頼関係をきちんと築ける人は、定型発達の人に比較的多いといえます。

刺激に過敏な傾向がある発達障害の人は、怒りっぽくイライラしがちです。子どものころから決められたルールに反抗する、自分の失敗を人のせいにしようとする特徴が見られた場合、発達障害の二次障害として、反抗挑戦性障害を発症している可能性があります。

この傾向は、年齢を重ねると薄まることもありますが、大人になってもこの症状を持ち続けてしまう人もいます。権威、権力のある人に徹底的に楯《たて》突き、すべての物事を勝ち負けで判断し、自分に少しでも意見を言う人物をバカにするという特徴から、子どもにとって大切なことも実行しない場合があります。

医師や教師の言うことを聞いたら自分の負け、自分が否定されていると強固に思い込んでいることがあるのです。

自尊心の底上げを図る行動を取る

症状をやわらげるためには

小学校3年生の男の子を育てる女性が相談に来たことがあります。子育ての相談ということでしたが、よく聞くと、問題は夫にありました。

「子どもが風邪をひいて夫が医者に連れて行ったのですが、夫が医者の言うことを信じようとしなくて薬を飲ませず、子どもが肺炎になって入院してしまいました。夫は学校の先生にもいつも反論し、欠点を挙げては謝罪を要求します」

このほかにも、妻が夫になにか提案をしようものなら激怒する、テレビに出てくる評論家や政治家に対していつも聞くに堪えない悪口を言うなど、どうやら夫には反抗挑戦性障害の傾向があるようでした。

反抗挑戦性障害は、教師や目上の人、権威のある人に対して、頻繁に反抗的な態度をとる症状があり、過興奮型、すね型、マイペース型に分類されることもあります。

もともとＡＤＨＤがある人が、症状によって人間関係がうまくいかなくなり、周囲の人を信じられなくなって発症するケースもよく見られます。

これは自尊心が極端に不安定になることから起こる障害ともいえます。自尊心が傷つくのを恐れ、人をバカにするという行為で、自分は他人より上だと思い込もうとしているのです。

彼女の夫の場合は、自己認識できるようになる可能性が低いため、思い込みをやわらげる方法をとってもらうことにしました。

それは、子どもとは関係のないところで、彼女がなにかやってもらったことに対して大げさに感謝するというものです。男性は女性に喜ばれるとうれしくなるので、少しずつですが自分に自信が持てるようになっていき、素直さが生まれます。

こうして素直な部分が増えてきたらアサーションを使って、「子どものためもあるし、先生の言うことも聞いてほしいな」と、自分を主語にして頼みます。この方法を実行したことで、件の女性の夫は、少なくとも子どもに関わることに対しては、いきなり敵意をむき出しにして反論するという行動は減ったそうです。

Part 4

12

親子編 4

子どもに持たせるものをよく忘れてしまう

定型発達の人の場合

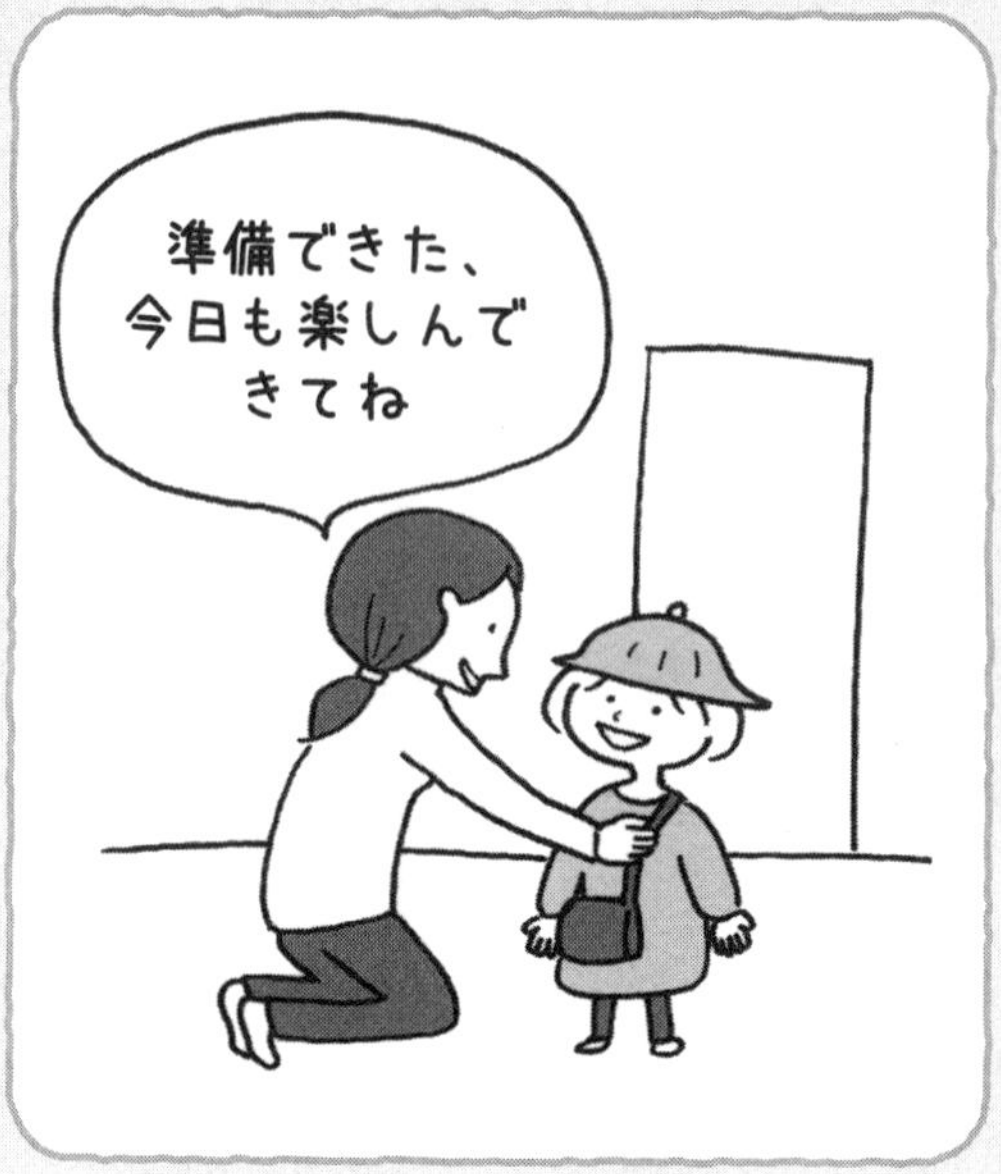
準備できた、
今日も楽しんで
きてね

発達障害の人の場合

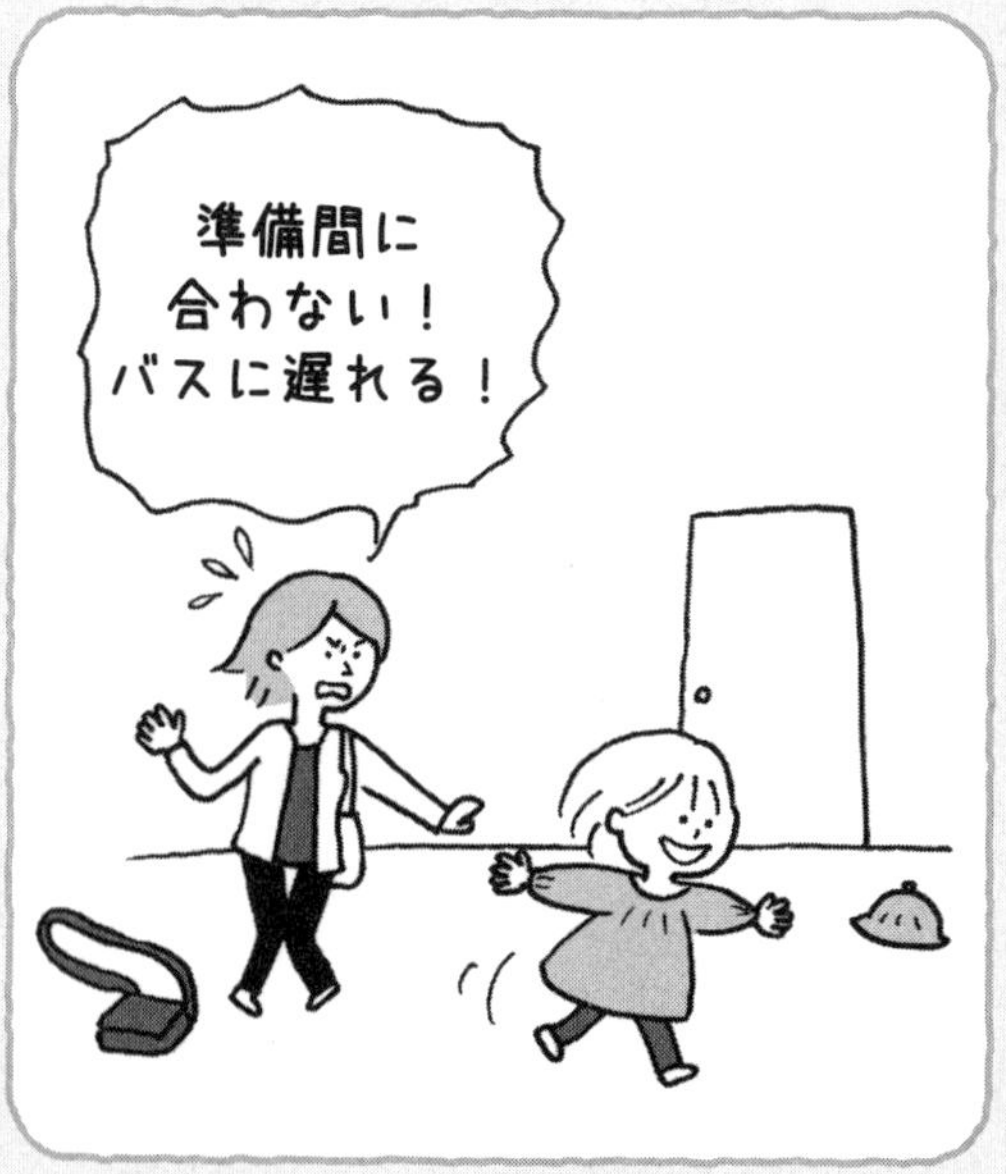
準備間に
合わない！
バスに遅れる！

まだ小さい子どもがいる家庭にとって、朝は子どもの支度と自分の支度、朝食の用意などで、毎回大わらわでしょう。最初のうちは子どもの用意を手伝っていても、子どもはそのうちひとりでやりたがるようになります。そのときは、「やることリスト」を文章と絵で示しておいて、自分が朝やることを認識できるようにしてあげるといいでしょう。

どうしても朝は時間がギリギリになって焦ってしまいますが、自立を妨げないためにも、朝起きる時間を早めてでも付き合ってあげたいものです。

定型発達の母親でも忘れ物をしないということはありません。忘れ物を防ぐためには、子どもが持っていくものをリスト化しておき、前日に子どもと一緒に用意するなどの工夫をするといいでしょう。

発達障害の中でも、とくにADHDの人は集中力がなく、考えずに行動してしまって忘れ物が多く、片づけや整理整頓が苦手という特徴があります。忘れ物の多いADHDの人に聞くと、物を適当にどこかに置いてしまって、必要なときにどこにあるか分からなくなり、「持っていかなくてはいけないもの」という感覚がなくなってしまうのだそうです。

親が発達障害で、子どもも発達障害という状態では、思うようにいかない育児に振り回され、家事や子育てで失敗ばかりを繰り返して、自分を責めるようになってしまいます。

持たせなくてはいけないものを用意しようとして、かえって緊張してしまい、ランドセルを置いたまま子どもを送り出す、ということもあります。

子どもの持ち物を「構造化」する

症状をやわらげるためには

「子どもに持たせるものをどうしても忘れてしまう」というADHDを持つ母親が相談に来ることが増えました。最近では、ネットでも盛んに発達障害について取り上げられているせいか、自分の幼いころからのうっかりミスは、怠けていたからではなく、障害があるからだと気づいたケースが多いようです。

そもそも、これまでADHDは、男性に多いと言われていましたが、研究が進むにつれ、女性にも同割合で生じていることが分かってきました。女性の場合は、男性に比べて言語能力やコミュニケーション力が高く、子ども期の症状は個性の範囲内で捉えられてしまうことが多いようです。

10代になると、ガールズトークなど、女性同士のコミュニケーションが複雑になって話がかみ合わなくなったり、非言語のコミュニケーションに気づかないなどの症状を自覚するようになり、自分はほかの女性と違うのではないかと悩みはじめます。

成人してからは、料理や片づけなどの家事ができないことに気づき、自責の念でうつ状態になってしまうこともあります。そこからはじめて、自分は発達障害ではないかと気づくパターンが多いのです。

保育・幼稚園や小学校では、忘れ物の多い子どもは先生に叱られ、友達にも笑われるので自信を失い、自己肯定感を感じられない子どもに育ってしまう可能性があります。子どものためにも、前日に明日の用意を一緒にするのはもちろんですが、出かける前に、玄関で持っていくものを再度、声に出してひとつひとつ確認することも忘れずに行い、行動を構造化して、毎朝やらなければいけない「マニュアル」にしてしまうことが大切です。

忘れ物を減らすには、この行動の構造化とともに、短期記憶であるワーキングメモリーを鍛える必要があります。暗算をする、復唱する、料理をするなど多くのやり方があるので、自分に合った方法を選びましょう。

おわりに

最近では、「大人の発達障害」がマスコミなどで取りざたされることが多くなりました。とくに力を入れているのがＮＨＫです。２０１７年5月から「発達障害プロジェクト」と銘打ち、各番組で多くの特集を組んでいます。

２０１6年には発達障害者支援法が改正されたこともあり、ようやく社会での認知度も上がってきたのではないでしょうか。

この改正では、地域ごとの支援センターの増設、乳幼児から高齢期までの切れ目のない支援、就労支援だけでなく就労定着支援を推進することなどが盛り込まれており、生きづらさを抱える発達障害の人には光明といえるかもしれません。

ただ、一般の人に発達障害の特性が正しく理解されているかといえば、まだまだ誤解や偏見が多いことは否めません。

就労と発達障害

診断のつかない軽度の発達障害を持つ人（ここではグレーゾーンと呼んでいます）は、学生時代に優秀な成績を修めることもあり、自分が発達障害だと気づかないまま就職をするケースが潜在的に多いと見られています。

就職をしてはじめて、電話応対などのマルチタスク業務ができない、興味のない作業で単純なミスを何度も繰り返してしまうなどの挫折《ざせつ》を味わい、自分は無価値な人間だと深く落ち込み、自己評価を下げてしまいます。

グレーゾーンの人は、得意なことには天才的な能力を発揮できることがありますが、苦手なことに関しては、人よりも大幅に劣ってしまうという傾向があります。優れた能力を持っているせいで、周囲の人が普通にこなしている業務ができないと、よけいに劣等感を感じてしまうのです。また、組織内の複雑な人間関係についていけずに、離職を余儀なくされることもあります。

発達障害が世間に知られるようになっていくのと同時に増えているのが、「現在勤めている会社や、就職・転職時に発達障害だと告知すべきかどうか」という悩みです。

判例によると、法律上での告知義務はないとされていますが、一生懸命仕事をしていてもミスが多くてやる気がないと思われてしまう、相手の目を見て話すことができずに変わった人だと思われて避けられるなど、告知せずに働いている人は、業務以外のことでも多くの悩みを抱えてしまうようです。

かといって、会社に障害を告知をしたら退職を勧告されたという事例も、ないとはいえないのが現状です。

このようなケースで僕のところに相談に来る人には、まず、その仕事が本人に合っているかどうかを聞き取っていきます。マルチタスクができないのに、電話応対がメインの事務仕事であれば、ミスが多く出てしまい、評価が低くなるのは当たり前です。

本人の適性を見ながら、現在の仕事を続けた方がいいのか、もしくは、もっと特性と合う仕事に転職するのがいいのかを見極め、続けた方がいい場合には、告知も含めて、現在の会社で長く働けるような対策を取ってもらいます。

現実的に考えれば、「自分は発達障害です」と全面的に発表してしまうのは、日本の企業風土とは合わない側面もあります。本人が対応に困る業務に関してのみ、「この作業をうまくこなすことができないので、○○という方法に変えてもらうことはできないでしょうか」と、部分告知のような形で周知していくことが、現時点でのベターな対応策といえるでしょう。

定型発達と発達障害

発達障害が注目されるようになってから専門医も徐々に増えはじめ、早い段階から発達障害児だと診断されるケースも多くなりました。しかし、診断がついたからといって、育てにくさが解消されるわけではありません。

大声を出して食事をすべてひっくり返し、パニックや癇癪を起こして泣き叫び、親の言うことはまったく聞き入れない。発達障害児は、虐待をしているのではないかと疑われるぐらいに泣いて暴れるので、親は外出することもできず、精神的に追いつめられてしまうことが非常に多いのです。

その上、親自身も発達障害だと発覚することもあり、育児、家事、療育、そして自身の障害の改善もしなければならない負担は、ほとんどの場合、母親だけに重くのしかかります。

「自分が基準」と信じて疑わない定型発達の人はこの状態を見て、「努力すればできる」「希望を持って」と見当違いの励ましをしたり、発達障害への無理解から、「あなたの育て方が悪い」と非難することもあります。この行動がさらに孤立感を煽《あお》り、精神的ダメージを深くしてしまうことも多々あります。

もちろん、定型発達の人による「普通の強要」は子育てに限ったことではありませんが、発達障害の人が組織やコミュニティに所属して生きていく限り、こうした人たちとコミュニケーションをとることは、避けて通れない関門のようになっているのが現実です。

理解してくれない相手とのコミュニケーションは、僕自身がそうだったように、疲れやすい発達障害者の心と体をさらに疲弊させます。

今、振り返れば積極奇異型のアスペルガー症候群の傾向が色濃く出た僕の場合、中学生になったころには「世界は僕を中心に回っている！」と叫びながら学校中を走り回ったり、校内放送をジャックして勝手に演説するなど、自己中心的な行動を繰り返しました。

しかし、高校生後半になると、僕はいきなり内向型の人間になってしまいました。今から考えれば、原因は糖質中毒だったと推測しています。大量の糖質を摂《と》り続けたことで基礎代謝が低下して倦怠感《けんたいかん》を招き、感情や行動が鈍くなっていたのでしょう。20歳を過ぎるまで家に引きこもり、自律神経失調症やパニック障害、低血糖症を合併するまで、僕は糖質を摂ることをやめられませんでした。

糖質には、快感を司る脳内ホルモンであるエンドルフィンを分泌させる作用があり、食べた後は恍惚《こうこつ》とした幸福感に包まれます。

この脳内麻薬を出すために、糖質を摂ることをやめられなくなってしまうのです。当時、家族とのコミュニケーションはとっくに破綻しており、こうした食生活をとがめられることは一切ありませんでした。発達障害者は、放っておくと悪習慣を身につける、情緒が不安定になるという傾向が強いことも関係していたのかもしれません。

こんな経験からも、家族や周囲の人とのコミュニケーションは、生きていくために必須のことだと痛感しています。

人付き合いに苦手意識を持っている、どうしてもコミュニケーションでつまずいてしまうという悩みを持つ人は、残念ながらたくさんいます。

その悩みを軽減していくための方法が、この一冊に詰め込まれています。

僕のように悩み抜いて自分の殻に引きこもってしまう前に、どうぞこの本を開いてみてください。きっと人付き合いのヒントがあるはずです。

参考文献

『家族のためのアスペルガー症候群・高機能自閉症がよくわかる本』（池田書店・原仁著）
『発達障害の子どもの心と行動がわかる本』（西東社・田中康雄監修）
『発達障害』（文藝春秋・岩波明著）
『ひきこもり支援者読本』（内閣府子ども若者・子育て施策総合推進室）

編集協力／金成泰宏（マスターマインド）、Office Yuki
構成／田中智沙
装丁・本文デザイン／三枝未央
イラスト／村山宇希
DTP／株式会社キャップス
編集／松原健一、川名由衣

著者略歴

吉濱ツトム（よしはま　つとむ）

発達障害カウンセラー。幼い頃より自閉症、アスペルガーの症状に悩まされる。障害の知識の習得に取り組み、あらゆる改善法を研究し、実践した結果、数年で典型的な症状が半減。26歳で社会復帰。同じ症状に悩む人たちが口コミで相談に訪れるようになる。現在、個人セッションのほか、教育、医療、企業、NPO、公的機関からの相談を受けている。

著書に、『アスペルガーとして楽しく生きる』（星雲社）、『隠れアスペルガーという才能』（ベスト新書）、『片付けられないのはアスペルガー症候群のせいでした。』（宝島社）などがある。

発達障害《はったつしょうがい》の人《ひと》のための
上手《じょうず》に「人付《ひとづ》き合《あ》い」ができるようになる本《ほん》

2018年 5月10日　初版第1刷発行
2023年10月 5日　初版第5刷発行

著　者　　吉濱 ツトム
発行者　　小山 隆之
発行所　　**株式会社実務教育出版**
163-8671 東京都新宿区新宿 1-1-12
電話　03-3355-1812(編集)　03-3355-1951(販売)
振替　00160-0-78270

印刷所　　シナノ印刷
製本所　　東京美術紙工

ISBN978-4-7889-1469-8 C0047